珍版
海外中医
古籍善本
丛书

金·张元素 注
金·张璧 述
郑金生 校点

洁古老人注王叔和脉诀

（校点本）

人民卫生出版社
·北京·

图书在版编目（CIP）数据

洁古老人注王叔和脉诀：校点本 /（金）张元素注；
（金）张璧述；郑金生校点. —北京：人民卫生出版社，
2024.3

（医典重光：珍版海外中医古籍善本丛书）

ISBN 978-7-117-34309-1

Ⅰ. ①洁… Ⅱ. ①张… ②张… ③郑… Ⅲ. ①脉诀－
中国－金代 Ⅳ. ①R241.13

中国国家版本馆 CIP 数据核字（2023）第 224642 号

医典重光——珍版海外中医古籍善本丛书

洁古老人注王叔和脉诀（校点本）

Yidian Chongguang——Zhenban Haiwai Zhongyi Guji Shanben Congshu
JieGu Laoren Zhu Wang Shuhe Maijue（Jiaodianben）

注　　　：金·张元素
述　　　：金·张　璧
校　　点：郑金生
出版发行：人民卫生出版社（中继线 010-59780011）
地　　址：北京市朝阳区潘家园南里 19 号
邮　　编：100021
E - mail：pmph @ pmph.com
购书热线：010-59787592　010-59787584　010-65264830
印　　刷：北京雅昌艺术印刷有限公司
经　　销：新华书店
开　　本：889×1194　1/16　印张：7　插页：1
字　　数：111 千字
版　　次：2024 年 3 月第 1 版
印　　次：2024 年 6 月第 1 次印刷
标准书号：ISBN 978-7-117-34309-1
定　　价：69.00 元
打击盗版举报电话：010-59787491　E-mail：WQ @ pmph.com
质量问题联系电话：010-59787234　E-mail：zhiliang @ pmph.com
数字融合服务电话：4001118166　E-mail：zengzhi @ pmph.com

珍版海外中医古籍善本丛书

丛书顾问

王永炎

真柳诚 [日]

文树德 (Paul Ulrich Unschuld) [德]

丛书总主编

郑金生

张志斌

校点凡例

一、 《洁古老人注王叔和脉诀》为金·张元素注,金·张璧述,10卷。此校点底本为元至元十九年(1282)序刊本完本复制件。原书藏日本宫内厅书陵部。底本原名《新编洁古老人注王叔和脉诀》,今校点本除底本正文外,凡涉及书名均删除"新编"二字。

二、 本书采用横排、简体,现代标点。简体字以2013年版《通用规范汉字表》为准(该字表中如无此字,则按原书)。原书竖排时显示文字位置的"右""左"等字样一律保持原字,不作改动。原底本中的双行小字,今统一改为单行小字。

三、 本书底本目录与正文偶有出入,一般依据正文实际内容或校本所载,予以调整或补订,必要时加注说明,如原目录中有药方名,但正文均无药方标题,故今在目录中保留原目录的药方名,但不出页码。

四、 校点本对原书内容不删节、不改编,尽力保持原书面貌,因此原书可能存在的某些封建迷信内容,以及某些不合时宜,或来源于当今受保护动植物的药物(如虎骨、犀角等)仍予保留,请读者注意甄别,勿盲目袭用。但每卷后重复出现的书名卷次等,径删不出注。

五、 本书校勘凡底本不误而校本有误者,不出注。底本引文虽有化裁,但文理通顺,意义无实质性改变者,不改不注。惟引文改变原意时,方据情酌改,或仍存其旧,均加校记。

六、 凡底本的异体字、俗写字,或笔画有差错残缺,或明显笔误,均径改作正体字,一般不出注。但在某些人名、书名、方药名中,间有采用异体字者,则需酌情核定,或存或改。

七、　原书的古今字、通假字，一般不加改动，以存原貌。避讳字一般不改。但若此类字在医书罕用，为便阅读，亦改作正字，并在首见处加注说明。

八、　凡属难字、冷僻字、异读字，以及少量疑难术语，酌情加以注释。原稿漫漶不清、脱漏之文字，用虚缺号"□"表示，不另加注。如能揣测为某字，则在该字外加方框。

九、　某些药名属误名者（如"黄耆"误作"黄蓍"之类）均径改为正名，不另出注，或酌情予以加注说明。本书有的药名属于俗写（如"薑"写作"姜"），现代仍然沿袭，则不予改正。若有药名需要改正时，均在首见时加注说明。

十、　凡底本中的序、后记等全部保留。一般体例为序文在前，目录随后。

十一、原书某些文字无标题，不便查阅使用，今补拟标题，用六角括号"〔 〕"括注，不另加注。

十二、古籍某些篇节大块文字，阅读不便者，今酌情予以分段。某些特殊标记，亦酌情按现在方式予以替换。

〔吴骏声序〕

医学之精，在明乎脉。脉未易明，而明之有书焉耳。书有未明，明之者注也。有注也，而且改作以为奇，乃未能援引证据，以明所未明，备所未备，其于是注也，焉攸[1]用？无所用而加之以误世焉，用之者其不费人[2]乎？王叔和之诀[3]，医学启钥之书也，固有童而习之白[4]，乃未能深究其义者。如"女人反此背看之"一句，释者且不得其的[5]，则其间未明者亦多矣。大抵释注之病非一：出胸臆之说而不根诸古，则病乎泛；徇[6]一时之见而非传于一家，则病乎略；眩一己之能而尽弃乎旧说，则又病乎偏。有能反是焉，斯为至当。然或无方以随之，则脉自脉，药自药，学者犹有误投之患，是所谓明而未备也。洁古老人张元素，精于医经者也。其于是书也，"女人反背"之语，则释之以四时之阴阳，已足破千载之惑。况其援引不外乎《素》《难》《内经》之中，则不失之泛；参错[7]复继以其子云歧之议论，则不失之略；采撷不弃乎通真[8]已当之旧说，则不失之偏。其后复继以随脉之方，使一览之余，医学之要，且明且当，而且备矣，不亦善乎！余友虞兄成夫，近得斯本，乃江南前所未有者。不欲珍袭，爰锓诸梓，以与学医者共之。吁！岂惟学医哉？家置一帙，以质医者之当否，则虽有费人之医，我不为之费矣，岂不为养生延年之助耶？暇日执此书以求序引，余见是注之明且备也，悦而绎之，于是乎书。

至元壬午季秋朔益清堂老人吴骏声父序

---

1 攸：助词。用在动词前，组成名词性词组，相当于"所"。
2 费人：俗语："学书费纸，学医费人。"意谓学书法要花费纸张，学医要花费人命。
3 王叔和之诀：指盛行于宋元的《王叔和脉诀》。此书托名晋·王叔和撰，或谓出自南北朝时刘宋·高阳生。
4 童而习之白：白，白头。谓从小学到老。
5 的：《正字通·白部》："的，实也。"
6 徇：炫耀、夸示。《广韵·稕韵》："徇，自衒名行。"
7 参错：参，研究、商讨。《集韵·覃韵》："参，谋度也。"错，琢磨。《广雅·释诂三》："错，磨也。"引申为砥砺学问。
8 通真：即北宋医家刘元宾，字子仪，号通真子。有《通真子补注王叔和脉诀》等书。

〔苍崖山人识语〕

《脉诀》之书,其医家之入门也。洁古父子世传医学,熟究方书,洞察脉理,随脉辨证,随证注药,兼集诸家之善,以释后学之疑,其用心亦良矣。江南医士崣[1] 所未睹。今虞成夫喜得兹本,不欲私藏,亟刻诸梓,推广活人之惠,其志尤可嘉,以此见洁古之有功于叔和,而虞又有功于洁古也,岂小补哉。

苍崖山人特书于会稽卫生堂

---

1 崣:同"前"。《说文•止部》:"崣,不行而进谓之崣,从止,在舟上。"《玉篇•止部》:"崣,今作前。"

地支不移循环之图

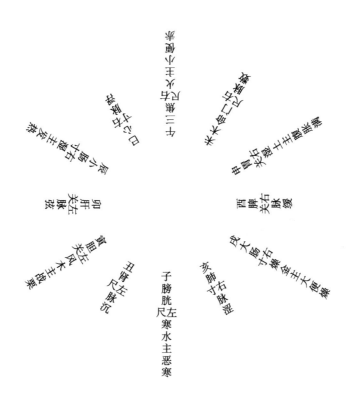

　　王氏先六位于左右手者,分列六部,内应十二经也。言左右者,乃司开阖之道,以明汗下之法。故曰左为表,阳也;右为里,阴也。《经》曰"阳化气",可汗;"阴成形",可下。

目录

---

1 洁古老人入式论：此前原有"循环之图"，但此图置于卷首，不在卷一，故删。

---

1 小柴胡汤：此汤以下诸方，正文均无标题，仅行文中有此方名。今在此保持原目录内
　容，但不出页码，以下各卷目录中方名处理同此法。

2 橘皮半夏汤：原无，据正文补。

3 诊四时病：原无，据正文补。

---

1 病:原脱,据《脉诀刊误》补。

2 候:原脱,据正文补。

3 论五藏察色候歌:原脱,据正文补。

卷 之 一

洁古老人入式论

且夫入式，得之于心，应之于手，行之于用，得旨趣者少。故先生言入式，总包五藏及诸脉法，妇人、小儿，察色观脉。左阳升而不升，谓之不及；右阴降而不降，谓之太过。体本阴阳，借言男女，故为"同断病"之说。命门与肾，水火之别，故言"寻趁"。以此推排，具《五难》轻重之说，关前、关后，《三难》说之详矣。至数多少，《十四难》以称之。脉之形象，《十五难》具载之。迟冷、数热，乃藏府汗下。血荣气卫，不失天度为常。过则生七表，不及则生八里，皆从血气内外，以察乎虚实邪正之理。假令热则生风，冷生气，热生风而制火，冷生气而制水，以此举金木为例，余仿此。木主风而金主气，火化热而水化寒，故解入式。

诊脉入式歌

左心小肠肝胆肾

洁古云：叔和言巡天度，主随六甲，日月五星，皆白西而东转，其脉亦然。故心肝肾，逆而言之，人左寸应辰，其时温，故君火不行炎令，此乃君之德也。外应三月，内应左寸，心与小肠动脉所出。从心逆行于肝，其令风，外应于寅，内应左关，肝与胆动脉所出。从肝逆行于肾，外应十一月，内应于左尺，肾与膀胱动脉所出。浮为小肠、沉为心。前半指有阳中之阳，有阳中之阴；后半指有阴中之阳，有阴中之阴，他皆仿此。

云歧子云：此三位主温，风寒可汗，谓之左升，是从子后一阳生。《内经》曰：阳化气，清阳发腠理。下者举之。温主发热，风主战栗，寒主恶寒。假令病人发热，无汗，恶寒，脉浮紧，乃寒伤荣，可用**麻黄汤**主之。如战栗恶风，有汗，脉浮缓，乃风伤卫，可用**桂枝汤**。如往来寒热，是尺寸脉交，以**小柴胡汤**两和之。何以然？夫小柴胡汤乃少阳经药也，柴胡行本经，与黄芩治发热，生姜、半夏去[1]寒。如发热战栗，**葛根解肌汤**主之。如战栗，脉浮弦，**小青龙汤**主之。如战栗恶寒，脉沉弦，**大青龙汤**主之。如恶寒，脉沉迟，

1　去：原误作"汤"，故误加方名标记。据《纂图方论脉诀集成》改。

麻黄附子细辛汤。已上皆解表之法也。

右肺大肠脾胃命

洁古云：右寸肺，外应九月，内应右寸，其时燥，是肺与大肠动脉所出。逆行于脾，外应七月，内应右关，其时湿，脾与胃动脉所出。逆行于手厥阴三焦，其时暑，外应五月，内应右尺，命门三焦动脉所出。已上叔和言脉左行，温风寒燥湿暑。言天者，逆游六甲，非顺行十二辰。顺行十二辰者，温热湿燥寒风，却非天之左转。所以云天行，从前来者为实邪，从后来者为虚邪。

云岐云：此三位所主燥湿热，可下，谓之右降，是从午后一阴生。《内经》曰：阴成形。浊阴走五藏。高者抑之。燥主大便难，湿主腹满痛，热主小便赤涩。假令病人大便难，脉沉数，**小承气汤**主之。如腹满痛甚，而脉沉数，**大承气汤**主之。如小便赤涩，脉沉数，**大承气汤**主之。如小便赤，不大便，腹满痛，亦此药主之。如小便赤，腹痛而不满，**调胃承气汤**主之。如大实证，为不大便是也。如小便赤，大便难，腹满痛，大承气主之。已上皆攻里之法也。芒消辛润，治大便燥而难；厚朴、枳实，治腹满痛；大黄治大便不通及小便赤涩。温、风、寒在表，是上有水也，可汗；燥、湿、热在里，下有火也，可下。故曰：治病必求其本。假令有表里证者，先解表后攻里也。如病人大便难，发热，谓之温燥，先当解表，左宜**桂枝汤**；后攻里，右宜**承气汤**。如战而腹满痛，谓之风湿，左宜**桂枝汤**，右宜**承气汤**。如恶寒，自汗，小便赤，左宜**桂枝麻黄汤**，右宜**承气汤**。凡六气之病，脉与证相得者生，相反者死。色脉亦然。临病人持诊之时，宜细详消息，不可妄用。此发表攻里之大概，不可印定眼目，泥于上说，此大约言之也。此二者皆逆传其位，先立左寸心小肠，乃君火之位；次立左关肝、胆，乃风木之位；次立左尺肾与膀胱，乃寒水之位；次立右寸肺、大肠，燥金之位；次立右关脾、胃，湿土之位；次立右尺命门、三焦，相火之位。凡此立六位之脉，皆循天而右行。以此言之，病在左，主表，宜发汗；病在右，主里，宜下。左为气，多虚，是无形，故宜汗；右为阴，多实，乃有形，故宜下。其传变之道，左必传右，乃汗证传作下证。下证无传汗证之理。左上热而下寒，右上燥而下热，左关、右关，以明汗下之道，如递互交经，客主邪正，相合消息。各所管证，随部脉论之。

女人反此背看之

洁古云：非言男女，正谓四时。春夏寸弱而尺盛，为男得女脉，为不足，病在内。《素问》曰：浊阴归六府。春夏为男，太阳、阳明、少阳，三阳亦为男，寸弱而尺盛，皆为男得女脉，为不足也。秋冬为女，寸盛而尺弱，为女得男脉，为太过，病在四支。《素问》曰：清阳实四支。太阴、少阴、厥阴，三阴亦为女，三阴证皆寸盛尺弱，亦为反此。《素问·热论》云：三日已前当汗，三日已后当下。春夏与秋冬四时同。

云歧云：夫天地有阴阳之升降，人有尺寸之水火，岂异于天地者哉？女人反此者，乃是明阴阳升降之道。是以阳升于上者，是背阳而抱阴，所以人背为阳，腹为阴；背为外，腹为内。春夏背阳而抱阴，是春夏阳在外，阴在内，故万物发生于上，人脉亦应之，当寸盛而尺弱。《经》曰：天气在上，人气亦在上。秋冬背阴而抱阳，是秋冬阳在内，阴在外，故万物收藏于下，人脉亦应之，当尺盛而寸弱。《经》曰：天气在下，人气亦在下。

尺脉第三同断病

洁古云：男子藏精，女人藏血。所主者异，所受者同。

云歧云：夫"同断病"者，谓人反常而生诸病，是春夏寸盛而尺弱，而反得尺盛而寸弱，是男得女脉为不足，病在内，乃阳不足而阴太过也。何谓阳不足？春时应温而反大寒，夏时应热而反大凉。《大法》曰：春宜汗，是用辛甘之药助阳而抑阴。《经》曰：阴盛阳虚，汗之则愈，下之则死。秋冬当寸弱而尺盛，而反得寸盛而尺弱，是女得男脉为太过，病在外，乃阳太过而阴不足。何谓阳太过？是秋时应凉而反大热，冬时应寒而反大温。《大法》曰：秋宜下，当用酸苦之药助阴而抑阳。《经》曰：阳盛阴虚，下之则愈，汗之则死。又曰：尺寸者，血气之男女；左右者，阴阳之征兆。非言男女之异，以明尺寸之道，此定位之法也。

心与小肠居左寸

云歧云：巳辰君火之位，其气温，乃二之主气也。

肝胆同归左关定

卯寅风木之位，其气风，乃初之主气也。

肾居尺脉亦如之

丑子寒水之位，其气寒，乃终之主气也。

用意调和审安靖

洁古云："审安靖"者，五行各依其部。

云歧云：左手三部，温、风、寒是在表。如不和，则在左寸。左寸主发热，尺主恶寒。若水火相争，则往来寒热，其治**小柴胡汤**，是少阳经药也。足少阳胆者，东方木也，木乃水之子、火之母，故能调和水火之气。《经》曰：间藏者生。安靖者，审得有无往来寒热，恐七传也。

肺与大肠居右寸

亥戌燥金之位，其气燥。乃五之主气也。

脾胃脉从关里认

酉申湿土之位，其气湿，乃四之主气也。

命门还与肾脉同，用心子细须寻趁

未午相火之位，其气热，乃三之主气也。《脉法》曰：夫命门与肾脉同者，谓其所受病同于膀胱一府。其各受病也，当用心辩水火之异。何以别之？如外证小便清利及脉沉而迟，是其气寒，属肾水；如小便赤涩，脉沉数，是其气热，属命门火。故所受者同，所主者异。夫所受者同，乃命门与肾同归膀胱一府也。所主者异，谓有寒热之别：一归于寒水，一归于相火也。叔和谓有水火寒热之异，故令持诊之时，当用心审察之。

若诊他脉覆手取，要自看时仰手认

洁古云：《经》曰：常以不病人调病人，故云以我知彼。

三部须教指下明

云歧子云：三部者，寸关尺也。寸为上部，法天，主胸膈之上至头之有疾。关为中部，法人，主脐之上至胸之下有疾。尺为下部，法地，主脐之下至足之上有疾。此乃三部所主也。

九候了然心里印

九候者，浮中沉各诊五动。浮诊五动，天之象也。中诊五动，人之象也。沉诊五动，地之象也。三部各诊浮中沉，三乃三三九也。夫九候者，在天五日为一候，在脉五至为一候，一息之数。浮，一气十五为天；中，一气十五为人；沉，一气十五为地。故一气在上，一气在中，一气在下，三气相合而成一脉，是三元也，乃气、血、精。故总得四十五动曰平脉也。故叔和于各藏言脉，云"四十五动无他事"，又曰"无疑虑"，又曰"不须怕"，此平康脉也。何为"心里印"？印者，为浮中沉三诊各有太过、不及之脉也。假令左寸太过，脉浮，诊得六数、七极者，必身热而无汗，**麻黄汤**主之；不及，脉浮，诊得三迟、二败者，必身热自汗，**桂枝汤**主之。桂枝止汗，麻黄发汗，明为表之补泻也。关脉中诊得六数、七极者，是热在中，**调胃承气汤**主之；如得三迟二败者，是不及也，以**建中汤、理中圆**主之。用调胃承气自内而泻于外也。理中、建中，乃和中补药也。承气、建中，乃中焦补泻药也。左尺沉，诊得六数、七极者，必大便难而小便赤涩，**大承气汤**主之。却得三迟二败者，必大小腹中痛，小便清则大便澄澈清冷，**姜附汤**主之。承气、姜附，乃下焦补泻之药也。夫大承气之寒，而能治下焦之热，不能治中焦、上焦之热；姜附之热，而能治下焦之寒，不能治上焦、中焦之寒；建中、理中之温，能治中焦之寒，不能治上焦、下焦之寒；调胃承气之寒，而能治中焦之热，不能治上焦、下焦之热，且**麻黄汤**为泻也，而能泻表之实，不能泻里之实。**桂枝汤**为补也，而能补表之虚，不能补里之虚。印者，察邪气之所在，上中下，或表或里，诊时常印此也。

大肠共肺为传送

大肠传送水谷之府，又名传道之官，当出而不纳。肺何以为传送？谓传气下入膀胱以通津液，亦为传送之藏。《经》曰：阳明之上，燥气治之，中见太阴。

心与小肠为受盛

小肠为受盛之府，又名受盛之官。心何以为受盛？缘心属火，主时令则万物皆盛，其为病则有余多语是也，故为受盛之藏。《经》曰：少阴之上，火气治之，中见太阳。

脾胃相通五谷消

夫脾胃之气常欲通和，胃为戊，其化火，象于天，其气热。脾为己，其化湿，象于地。故下热而上湿，其气相通，则五谷腐熟而自消矣。如湿多而热少，则成五泄；热多而湿少，则多食而饥虚，名曰消中，皆脾胃之病也。《经》曰：太阴之上，湿气治之，中见阳明。

膀胱肾合为津庆

夫膀胱者，津液之府，有出而无入，何为变化以通津液之府？《内经》曰：饮入于胃，游溢精气，上输于脾。脾气散精，上归于肺。通调水道，下输膀胱。乃金生水也。夫气者，升而为雨露，降而作渊源。膀胱者，州都之官，气化之所出焉。肾何为津液之藏？《经》曰：泣、涕、汗、涎、唾，皆肾水所主，故言"肾合为津庆"。《经》曰：太阳之上，寒气治之，中见少阴。

三焦无状空有名，寄在胸中膈相应。

洁古云：上焦如雾，中焦如沤，下焦如渎。有正藏而无府也。三焦者，六府之本原，主诸气之父，无不支也。散在诸经，故无状有名也。

云歧云：夫三焦者，手少阳之阴也。凡人十二经内，十一经有形，惟三焦一经，独无形而有名，寄在胸中，以应呼吸出入往来是也。何为"相应"？《内经》曰：一呼脉行三寸，一吸脉行三寸，经行六寸，脉动五至，是为相应。然使人之气血，自手之三阴从藏走至手，手之三阳从手走至头；足之三阳从头走至足，足之三阴从足走至腹。周流不息，通行血气者，三焦也。夫气者，上至头而岂能下？血者，下至足而岂能上？皆三焦之用，拥遏鞭辟，使气血由是而贯通。《内经》曰：风寒在下，燥热在上，湿气在中，火游行其间。寒暑交，故令虚而生化也。"寄在胸中"者，谓三焦之府，不与十一经有形者同于始终，谓无形而有用。老子曰：有之以为利，无之以为用。《内经》曰：神去则机息，气止则化绝。然三焦者，乃人之元气。又名曰天真之气。善养生者，以养天真之气，即冲和一气也。外主荣卫，内则温养藏府，寄位于胸中与膈相应。《内经》曰：少阳之上，热气治之，中见厥阴。

肝胆同为津液府，能通眼目为清净。

夫胃、大肠、小肠为府，有出而有入。其膀胱之为府也，有出而无入。惟胆之为府也，无出无入。其胆之精气，从何而得？答曰：肝之余气，溢入于胆，聚而成精，由是内藏精而不泄，外视物而得明，以为清净之府，能通于眼目。凡人年老而目昏者，谓血气衰而肝叶薄，胆汁减而目乃昏。《经》曰：厥阴之上，风气治之，中见少阳。

智者能调五藏和，自然察认诸家病。

夫智者，上工也。是知神圣工巧之道，识五藏相传之理。能调血气之和，察认诸家病者，是识五藏六府之病也。假令察得色青脉弦，风气大来，是木之胜也，即脾土受邪，何法能调土木之和？当治其心。心者，火也，火乃木之子，土之母也。《经》曰：间藏者生。《针经》曰：木实则泻火，火者，木之子；土虚则补火，火者，土之母，火居木土之中，以正补虚泻实之道，而能调风湿之和，得和则愈。

掌后高骨号为关，骨下关脉形宛然。

掌后高骨，以定关脉之位。

以次推排名尺泽，三部还须子细看。

凡持脉之法，须子细用指按三部，推排次第轻重诊之。何谓推排次第轻重？谓初诊脉，各一指之下，如一菽之重，共按三指之下，如三菽之重，与皮毛相得者，肺脉也。如六菽之重，与血肉相得者，心部也。如九菽之重，与肌肉相得者，脾胃脉也。如十二菽之重，与筋平者，肝部也。如十五菽之重，按之至骨者，肾部也。此乃五诊轻重之法也。三部五诊，共四十五菽也。假令色白，脉当得三菽之重；色赤，脉当得六菽之重；色黄，脉当得九菽之重；色青，脉当得十二菽之重；色黑，脉当得十五菽之重。何为尺泽？在手尺部，肾水所主。泽者，水也。非尺泽穴名也。

关前为阳名寸口

是阳得寸内九分而浮。

关后为阴直下取

是阴得尺内一寸而沉。

阳弦头痛定无疑

脉浮而弦，风邪在表。

阴弦腹痛何方走

脉沉而弦，风邪在里。

阳数即吐兼头痛

脉浮数，邪热在表。

阴微即泻脐中吼

脉沉微，寒邪在里。

阳实应知面赤风

脉浮实，风热在表。

阴微盗汗劳兼有

脉沉微，寒邪在里。

阳实大滑应舌强

脉浮实，表气实也。

阴数脾热并口臭

脉沉数，邪热在里。

阳微浮弱定心寒

脉浮微，表气外虚。

阴滑食注脾家咎

脉沉滑，寒在里也。

关前关后辨阴阳，察病根源应不朽。

关前寸也，关后尺也，以定阴阳之位。但言阴阳者，乃脉之浮沉也。浮者，阳也。沉者，阴也。浮为在表，沉为在里。非止寸口独浮，尺脉独沉。尺寸俱有浮沉。言浮者法于寸，知病在表、在上之根源也。言沉者法于尺，知病在里、在下之根源也。沉于尺、寸者，是察脉之浮者，在上、在表之象也；沉者，在下、在里之象也。是识病之根源，应不朽也。

《难经》曰：阳得寸内九分而浮，阴得尺内一寸而沉，此之谓也。

一息四至号平和，更加一至太无疴。

一呼一吸为一息也，是一呼脉行两至，一吸脉行两至。乃呼出心与肺，脉行两至，吸入肾与肝，脉行两至，是心肺肝肾各一至，通四至也。心气通于夏，肺气通于秋，肾气通于冬，肝气通于春。一息之间是得四时之脉，故号平和。更加一至者，是呼吸之间脉行一至，乃脾受五味也，是有胃气，故五藏各一至曰平。

三迟二败冷危困

一息四至虽号平和，犹少胃之一至，为阴太过，当以温治之。一息三至是阴乘阳也，当以热治之；二至是阴溢于阳也，当以热并除之。

六数七极热生多

一息六至，为阳太过、阴不及，以凉治之；一息七至，是阳乘阴也，以寒治之。

八脱九死十归墓，十一十二绝魂瘥。

一息八至，是阳覆于阴也，阴不胜阳则脱；一息九至，是阳关于阴也，是无阴则死，十至亦然。十一、十二，乃阳欲并绝之状也。

三至为迟一二败，两息一至死非怪。

一息一至，阴格于阳也。败，死也。两息一至，阳独绝，为之死脉也。

迟冷数热古今传，《难经》越度分明载。

《难经》曰：诸数为热，诸迟为寒。诸阳为热，诸阴为寒。脉有太过、有不及，有阴阳相乘，有覆有溢，有关有格，所以越人切脉，以兴此四问，以别阴阳死生。故曰：病有大小，治有浅深，当谨察之。

热则生风冷生气，用心指下丁宁记。

热者南方火，风者东方木，冷者北方水，气者西方金。五方之中，当云木生火、金生水是也。今叔和云"热则生风"者，乃子能令母实，谓木中有火，使金不能制木，是金有惧火之意，故云"热则生风"。是南方火实，则西方金虚也。法当泻南方火、补北方水。火减则金得气盛，木自虚而风自止矣。何为补泻之药？假令大承气以味苦泻火，以气寒补水，以硝之辛寒能润燥益水。

《经》云：实则泻其子。冷生气者，亦是子能令母实而水盛，则冷生气。金中有水，使火不能制金，是火有惧水之意，是北方水实则南方火虚也。法当泻北方水、补南方火，水减则火得气盛，金自虚而气自衰矣。何为补泻之药？假令**姜附汤**以辛甘发散为阳，以气热除寒，以味之辛甘泻水及金，而补火及木也。此实则泻其子也，当用心指下，记三迟、二败、六数、七极之别。

春弦夏洪秋似毛，冬石依经分节气。

春脉微弦曰平。何谓微弦？《经》言："厌厌聂聂，如循榆叶曰平。""夏脉微钩曰平。"何谓微钩？《经》言："累累如环，如循琅玕曰平。""秋脉微毛曰平。"何谓微毛？《经》言："蔼蔼如车盖，按之益大曰平。""冬脉微石曰平。"何谓微石？《经》言："上大下锐，濡滑如雀之喙曰平。"五藏应五行，各主七十二日。四季月尾各有十八日，属脾，是三百六十日法也。分节气者，十二经各有所主：正月左足少阳，二月左足太阳，三月左足阳明，四月右足阳明，五月右足太阳，六月右足少阳，七月右足少阴，八月右足太阴，九月右足厥阴，十月左足厥阴，十一月左足太阴，十二月左足少阴。此为地之十二辰所主节气也。春夏秋冬，节也；寒热温凉，气也。弦洪毛石，脉之体样也。四季之脉，各依府藏之十二经部分以主之，是为分四时之节气也。肝胆二经，左关之位主之；心小肠二经，左寸之位主之；肺大肠二经，右寸之位主之；肾膀胱二经，左尺之位主之；脾胃二经，右关之位主之；三焦包络二经，右尺之位主之。右关二经不言者，四季兼有之也。右尺二经不言者，以其如天地之尊，而不系五行也。《玉机》云：脉从四时，谓之可治。

洁古云：依经为之，十二经各有病源，本证本脉，故身为时、脉为令。见其色而不得其脉，知其脉而不见其色，皆非也。

阿阿缓若春杨柳，此是脾家居四季。

"阿阿"者，脾之宽缓象也。"若杨柳"者，春月嫩黄，象脾之色。"居四季"者，于四季月各主十八日也。

在意专心察细微，灵机晓解通玄记。浮芤滑实[1]弦紧洪，七表还应是本宗。

动于春夏，行阳二十五度。

微沉缓涩迟并伏，濡弱相兼八里同。

动于秋冬，行阴二十五度。

血荣气卫定息数，一万三千五百通。

凡人昼夜百刻之中，血气周于身，行五十度，其元气行八百一十丈，其呼吸总一万三千五百息也。

1　实：原误作"石"，据《脉诀刊误》等书改。

卷 之 二

心藏歌 计三首

洁古论曰：五藏六府有有余、不足，故实为有余，虚为不足。有余法当先时，不足法当后时。前曰实塞而不通，故曰有余，泻其子以流之，涓涓不息。子母之虚也，当补以流之。行流留住[1]，为之子母，言补泻证也。补泻者，为夫妇虚实邪正法。施针用药，皆如此脉法者，有余先时，不足后时。

心藏身之精，小肠为弟兄。

精者神也，精气之化成。《灵枢》云：两精相薄谓之神，故神可内容，感物外耀，故曰相薄。小肠为弟兄，丙则刚，丁则柔；丙为兄，丁为妹。刚能取他，柔能嫁彼[2]。

象离随夏旺，属火向南生。

合心火而象离，心中空，离火亦然。属火向南生，夏气之盛，万物繁秀，心气之盛，故面阳于外，心合火而象离也。

任物无纤巨，多谋最有灵。

任物者，任亲万物。火气行，无所不至，人心之动，无所不通也。杨氏云：心洪纤无所不贯。心者，诸神之宫府，故多谋，最有灵。有余则贤辨自智，不足则多失忘也。

内行于血海

心主血，养于诸藏，血盛则滋养神色，血衰则皮肉黑也。

外应舌将荣

舌者心之窍。《经》曰：心气通于舌，舌和则知五味矣。

七孔多聪慧，三毛上智英。

心有十孔，三毛俱全，则智辨英雄，不全则痿弱软懦。

1　以流之行流留住：《纂图方论脉诀集成》引作"以留之行留流留住"，其义均不甚明。
2　彼：原作"许"。《纂图方论脉诀集成》作"彼"，义长，据改。

反时忧不解，顺候脉洪惊。

假令热病身凉是反时，脉盛身热为顺候，脉洪惊者，自里而表，是荣卫将复，大汗作而解矣。

云歧云：心之为病，以应于夏，脉当浮洪。反得沉而迟者，则是反时也。沉迟者，肾水脉也。以反应冬，是北方之节气也。夫心病掌中热而哕，或烦满，却得沉迟之脉，以脉为时，是反时也。阳病见阴脉者死，故云"反时忧不解"也。如脉得浮而洪，是顺候吉也。仲景云：立夏得洪大脉，是其本位也。

液汗通皮润，声言爽气清。

洁古云：此一法是心通，汗出、声清，是邪气去而正气复，金不受火邪。仲景云：声之吉，其声商。

云歧云：《内经》曰：肾主液，入心为汗。知心病伤湿得之。《内经》曰：肺主声，入心为言，病伤寒得之，故言"气清"，乃金气也。

伏梁秋得积，如臂在脐萦。

云歧云：肾邪传于心，心传于肺、秋，肺主不受邪，却传于肾，肾又不肯受，心自受之。

顺视鸡冠色

鸡冠其色赤而黄，心病顺矣。何谓顺视？赤者火也，黄者土也，火能生土，是为顺传。《内经》曰：得相生则愈矣。

凶看瘀血凝

瘀血其色赤而黑，心病见则逆也，赤者火也，黑者水也，水能克火，故云凶也。是阳病见阴脉者死。《内经》曰：得相胜则死。

诊时须审委，细察要丁宁。

不以诊而能知，不以问而能知，合诊而细详。欲尔识病，先行诊察。全行四象，神圣工巧，阙一不圆，为下工矣。

实梦忧惊怖，虚翻烟火明。

《经》曰：上盛则梦飞，下盛则梦堕。飞则心气有余，堕则心气不足。又云：心气虚则梦救火。阳物得其时，则梦燔灼。得其时，谓夏三月也。

秤之十二两，小大与常平。

心重十二两。

三部俱数心家热，舌上生疮唇破裂。

心气通于舌，脾气通于口。热湿相合，无所受制，故舌生疮破裂。

狂言满目见鬼神，饮水百杯终不歇。

肺主声，入心为言，妄闻妄见。又曰：肺主燥，心主热，燥热相合，故多饮水，为之畅饮也。**黄连泻心汤**主之。

又 歌 曰

心脉芤阳气作声，或时血痢吐交横。

心脉芤，积血在胸，则吐血。心芤干于大肠则泻血。

溢关骨痛心烦躁，更兼头面赤骍骍[1]。

溢关，脉过鱼际也。赤骍骍，言赤之又赤也。

大实由来面热风，燥痛面色与心同。

溢关、大实，皆寸口脉大盛。其《三难》之说面热，叔和自解是"燥痛面色与心同"。燥痛者，面赤不泽也。

微寒虚惕心寒热，急则肠中痛不通。

心不务德，又伤肺金，水来辅金，心畏其水，故虚惕。心寒热急，则肠中痛

---

1 骍：赤色。《周礼·地官·草人》："凡粪种，骍刚用牛。"郑玄注："骍谓地色赤，而土地刚强也。"

不通。金受火邪，涩痛不通也。

实大相兼并有滑，舌强心惊语话难。

此脉是《难经》"累累如环，如循琅玕"。八至曰后自载说。

单滑心热别无病

谓之正邪。

涩无心力不多言

妻来侮夫，故知不足也。

沉紧心中逆冷痛，弦时心急又心悬。

沉紧者，水来乘火。此一法正为反候。《铜人·足少阴经》[1]内具载之。肾来乘火，故心悬如饥也。

肝藏歌 计三首

肝藏应春阳，连枝胆共房。

肝属木而应春。房者，宿也。胆为寅，主勇断；肝为卯，主虚惊。

色青形象木，位列在东方。

木色青，内同于肝，开窍于目，位主于春。

含血荣于目，牵筋运爪将。

《内经》曰：目得血而能视，足得血而能步，掌得血而能握，指得血而能捻。是血盛，故能将运物也。

---

1 《铜人·足少阴经》：指《铜人腧穴针灸图经》卷上之"足少阴肾经"。此节是动病有"心如悬若饥"之症。

逆时生恚怒，顺候脉弦长。

《素问》云：逆春气则少阳不发，故蕴结而生恚怒。移时而发，从春气，则肝脉条舒也。

泣下为之液，声呼是本乡。

肾主液，入肝为泣。水通之于目，故为之泣。肺主声，入肝为呼。肝好怒，木之性也。

味酸宜所纳，麻谷应随粮。

脾主味，入肝为酸。肝好之，故言"宜所纳"。麻谷者，小豆是也。

实梦山林树，虚看细草芒。

甲刚为木，故实梦山林；乙柔为草，故虚看细草芒。

积因肥气得，杯覆胁隅傍。

《难经》载之[1]。

翠羽身将吉，颜同枯草殃。

青而红，子助也。肝主色青，入心为赤，是木生火，故曰吉；枯草之色青而白，是金来克木，为鬼贼，风燥是也。

四斤馀四两，七叶两分行。

肝重四斤四两，左三叶，右四叶，主藏魂。

又　歌　曰

三部俱弦肝有余，目中疼痛苦痃虚。怒气满胸常欲叫，翳朦童子泪如珠。

《经》曰：肝病善洁，面青善怒，脉益实而滑，如循长竿，曰病。

1　《难经》载之：指《难经·五十六难》所载"肥气"，为胁下痞块，状如覆杯，为五积之一。

又　歌　曰

肝软并弦本没邪
厌厌聂聂，如循榆荚，曰平。

紧因筋急有些些。细看浮大更兼实，赤痛昏昏似物遮。
肝脉弦洪，风冲于目，故赤痛而昏。

溢关过寸口相应，目眩头重与筋疼。
寸口脉弦而紧，主头痛。仲景云：寸脉弦细，头痛是也。

芤时眼暗或吐血，四肢瘫缓不能行。
浮虚为芤，本为肺金伤肝血。血少不能养筋，故令筋缓不能自收持。

涩则缘虚血散之，肋胀胁满自应知。
涩为肺脉[1]，金来伤木。

滑因肝热连头目，紧实弦沉痃癖基。
浮滑，肝火受邪。沉紧，自为痃癖。

微弱浮散气作难，目暗生花不耐看。
肝虚无力，视物不明，谓之微伤。

盛浮筋弱身无力，遇此还须四体瘫。
肺金伤其肝木，肝弦、肺浮。不弦，知无木也。

---

1 肺脉：原作"脉脉"。据《纂图方论脉诀集成》所引改。

洁古老人注王叔和脉诀

卷 之 三

肾藏歌 计三首

肾藏对分之，膀胱共合宜。

肾与膀胱，皆曰水也。表里相合，津液流通，阴阳自得其常。又曰：味化精，精生气，气和形长，肾与膀胱，乃曰阴成形耳。

云歧云：夫肾藏者，当分左右。左为肾，右为命门。左右两藏相对，须分水火之气，故曰"对分之"。

王冬身属水，位北定无欺。

肾属水，而王[1]于冬。"位北定无欺"，肾藏精与志，分定而五化尽安，北辰万象拱之。人之精完，五藏拱之为平，二经之根本也。

两耳通为窍，三焦附在斯。

《难经》曰：肾气通于耳，耳和则知五音矣。"三焦附在斯"，《金匮真言》：南方赤色，入通于心，开窍于耳，故肾与三焦皆通于耳。

云歧云：两耳者，肾之候；三焦者，手少阳之经也，出于耳中。耳虚者，能闻五音。耳乃肾户，此三焦附耳之用。

味咸归藿豆

肾象水而味咸。藿[2]者，藿菜，常言落篱也；豆者，黑豆也。外则味咸，内则应骨。

精志自相随

精完则志备，志备则精完，故曰相随。

1　王：通"旺"。

2　藿：古为五菜（韭、薤、葵、葱、藿）之一，一般指豆叶。《本草纲目·山韭》条李时珍曰："藿，肾之菜也，肾病宜食之……他书'藿'字多讹作'藿'字，藿乃豆叶也。"故疑此"藿"亦误。此下释"藿"为"藿菜（落篱）"，不明所指。

沉滑当时本

沉为藏，滑为府。寒为时，当冬之时，诊之沉滑，是为本也。

浮摊厄在脾

《经》曰：肾脉上大下锐，如鹊之喙，曰平。反见脾脉，浮缓而大，来迟而长，土胜水也。

云歧云：肾王冬，其脉沉而滑，今反浮而缓，是土来乘水，故在脾。《难经》曰：肾脉缓甚，脾邪干肾也。

色同乌羽吉

肾之色同乌羽者，黑而青。黑者肾，青者肝，是水生木，为间藏者生，乃循经得度之道也。

形似炭煤危

炭煤者，黑而黄。黑者水也，黄者土也，土来克水，乃七传，死同。

冷积[1]多成唾

肾主液，自入为唾。肾之积寒多唾，故知水溢于上也。

焦烦水易亏

肾水不及，火来乘之。燥热名曰焦烦。张仲景曰：阳明燥金，身热、目疼、鼻干，不得卧，故知无水也。

奔豚脐下积，究竟骨将痿。实梦腰难解，虚行溺水湄。

女子二七经脉行，太冲脉盛，月事以时下，故有子。虚则梦溺水湄，化竭而见本也。腰难解者，滞而不通也。

一斤馀一两，胁下对相垂。

内肾与外肾相通，内肾曰水，外肾曰木，是子母也。

---

1 积：原作"即"。释文云"肾之积寒多唾"。又《脉诀刊误》作"积"，义长，据改。

又　歌　曰

三部俱迟肾藏寒，皮肤燥涩发毛干。忽梦鬼神将入水，觉来情思即无欢。

燥寒合德。《经》曰：肾苦[1]燥，急食辛以润之。开腠理、致津液、通气，辛主润也。然腠理开，津液通，则肺气下流。

《经》曰：寒燥、辛热，乃曰桂、附。燥热、辛寒，乃曰消与石膏，故曰通气也。

又　歌　曰

肾散腰间气，尿多涩滑并，其中有聚散，聚散且无凭[2]。

肾以坚滑，故不能守。聚散者，或涩或滑；无凭，失平常之候。《内经》曰：当洁净府法治之，白丁香、楮实子、茯苓、泽泻。甘药皆能治聚散，乃洁净府者也。轻粉、粉霜、硇砂亦能洁净府，去膀胱中垢腻。既毒损齿，宜少用之。

实滑小便涩，淋痛涩驿驿。

脉实而滑，水不及，火胜之，故小便赤涩而淋痛。**八正散**主之。驿驿者，赤之色过也。

脉涩精频漏，恍惚梦魂多。

仲景曰：脉涩者，浮虚而苨，男子以亡血失精，妇人半产漏下。恍惚梦魂多者，男子失精，妇人亡血所致也。

小肠疝气逐，梦里涉江河。

膀胱主疝气，不足则梦涉水。

---

1 苦：原作"若"，据《素问·藏气法时论》改。
2 其中有聚散，聚散且无凭：《脉诀刊误》谓此句为非，当以"软为膝胫痛，阴汗岂无凭"为正，与《通真子补注王叔和脉诀》同。此所据《脉诀》传本不同也。

实大膀胱热，小便难不通。

尺脉实大者，此阳乘阴也。实大而浮，当下之。凉药过大便，因而带过小便。脉浮，因过大便，小便亦过。沉则只利小便，沉为伏水也。脉实大而浮，当下之；脉实而沉，当利之也。

滑弦腰脚痛，沉紧痛还同。

皆是水部见肝脉，闭痛同原。

单匀无病恙

尺寸俱等，故知无病。

浮紧耳应聋

肾脉当沉，今反浮紧，知邪气在外闭，故耳无闻也。其脉三部，越在肌肉之上。歌曰："一十二日应须减，耳聋饶肿不闻声。"邪气从中欲出。《经》曰：一传肝，二传胆，三传脾，四传胃，五传肾，六传膀胱，七传心，八传小肠，九传肺，十传大肠，十一传命门，十二传三焦。故曰：顺传者死也。

肺藏歌 计三首

肺藏最居先

注百刻之昼夜，诠[1]五藏之善恶，察六府之安危，体在上，用在寅，故曰居先。

云歧云：手太阴肺经司卫气，最在上，乃五藏之华盖，外应皮毛，故云先也。

大肠通道宣

肺主气，大肠行气宣通而五藏安。气者血之先。又曰气行则血行，气止则血止。大肠共肺宣通血气，经营五藏六府也。

1　诠：原作"佺"，据《纂图方论脉诀集成》所引改。

兑为八卦地，金属五行牵。

兑为七宫属金。《经》曰：其眚也，兑为少女。眚者，伤也。少女多劳，病则寒热而嗽。"金属五行牵"，牵，引也。引者，金象，肺主皮毛。《经》曰：形寒饮冷则伤肺。

皮与毛通应，魂将魄共连。

木受气于申，肺受气于寅。《经》曰：木金关膈，左右相乘。

《活人·序》曰[1]：推移八卦，颠倒阴阳，故东金、西木、南水、北火也。

鼻闻香臭辨，壅塞气相煎。

《内经》曰：西方白色，入通于肺，开窍于鼻。心荣气卫，外感寒邪，鼻为不利。《经》曰：肺气通于鼻，鼻和则知香臭矣。"壅塞气相煎"，寒郁皮毛，故鼻塞而气壅。煎者，迫也，气上迫于肺。

语过多成嗽

肺主气，语多则气伤，气伤则发嗽也。

疮浮酒灌穿

酒过则伤肺，酒苦热而能通心，心气盛而损肺。《内经》曰：诸痛痒疮疡，皆属心火。疮浮于面，因色泽而神盛，吉也；色不泽而命夭也。因酒得之。

猪膏凝者吉，枯骨命难全。

白如美玉，润似猪膏，色泽而神盛，吉也。形如朽木，状如枯骨，色不泽而神去，凶也。"命难全"者，由见如此形色也。

云歧云：肺病色白而光泽。白者金也，光泽者，水也。是金能生水，故云吉也。枯骨之色，白而不泽。白是金也。不泽者，内失其水，以火就燥也。火来克金，故云命难全也。

---

1 《活人·序》曰：指宋·朱肱《南阳活人书》大观五年张蒇序。序有"颠倒阴阳，推移八卦，积功累行，以就丹灶者之所作乎"之句。

本积息贲患，乘春右胁边。

肺之积名曰息贲，春甲乙日得之。

顺时浮涩短

肺之本脉秋毛也。

反则大洪弦

大、洪、弦，风火胜金。弦者，木挟火侮金。

实梦兵戈竞，虚行涉水田。

金盛主杀，故[1]弱行衰墓地，北方子丑者，水田也。田野是肺之衰墓之地，故梦或涉水田耳。

三斤三两重，六叶散分悬。

肺之形似人两肩，二布叶，更有数小叶，主藏魄也。《经》曰：肺其为相傅之官，治节出焉。

又　歌　曰

三部俱浮肺藏风，鼻中多水唾稠浓。壮热恶寒皮肉痛，颡干双泪目酸疼。

脉浮是火乘于肺，肺热则鼻中多水，风邪乘之，唾稠粘，知肺不清利，治以辛凉。壮热恶寒、皮肉痛，手足阳明合并经同，故自病。此证不可发汗、利小便，但以清上之药治之而愈。

又　歌　曰

肺脉浮兼实，咽门燥又伤。大便难且涩，鼻内乏馨香。

此为阳结，口燥咽干，能食而不大便，故鼻无闻也。

1　金盛主杀故：此 5 字原在"兵戈竞"之下，据《纂图方论脉诀集成》所引调整。

实大相兼滑，毛焦涕唾粘。更知[1]咽有燥，秋盛夏宜砭。

《素问》云：金六月冠带，六月者，未位也。迎而夺之，抑其盛气，取其化原。五行之气，皆可迎而夺之，机由此也。

沉紧相兼滑，仍闻咳嗽声。

肺脉沉紧，故痰而嗽；滑而有力，嗽不绝也。

微浮兼有散，肺脉本家形。

肺病得此脉，不治而愈。

溢出胸中满，气泄大肠鸣。

《经》云：大肠泄者，肠鸣切痛，食以窘迫。溢者，阴务于上，故为不能食而满痛。

弦冷肠中结

脉沉弦，不能食而不大便，故为阴冷结也。忌寒凉药。温之，其气自通。

芤暴痛无成

脉浮虚，邪气去出外，故知内不痛。

沉细仍兼滑，因知是骨蒸。皮毛皆总涩，寒热两相并[2]。

病多寒热者，为难治。服热药则消肌肉，服凉药则退饮食。故知肺病久则为劳，多寒热而难治也。

1　知：原作"和"，不通，据《通真子补注王叔和脉诀》改。
2　并：《通真子补注王叔和脉诀》作"承"，《脉诀刊误》同。

卷 之 四

脾藏歌 计三首

脾藏象中坤

脾，己土，属坤，与胃相合，戊火、己土，湿之与热相薰蒸，能化五谷成精血，分助五藏也。

安和对胃门

脾气和则胃行之、脾化之。以胃为五藏之内户，六府之枢机。胃和是表，脾和是里。安和则谷入于胃，脉道乃行。水入于经，其血乃成。脾主裹血，胃主行气，血气为天地。

《内经》曰：六戊为天门，六己为地户。天地相合，化成万物也。

王时随四季，自与土为根。

四季者，辰戌丑未。《内经》曰：脾主四末，分助四藏，气助天休。休者，和也。德流四正，五化齐修。

磨谷能消食，荣身性本温。

脾与胃通于变化，消磨谷食，独灌于四藏也。"荣身性本温"者，热则伤胃，寒则伤脾，不寒不热，以荣于身。

应唇通口气

脾气通于口，口中和则知谷味矣。

连肉润肌臀

臀者，亦大肉也。大臀肉去而脾死。《经》曰：大肉陷则死。脾主肌肉，故知脾绝死也。

形扁才三五，膏凝散半斤。

《经》云：脾扁，广三寸，长五寸，有散膏半斤，主裹血也。

顺时脉缓慢

《入式歌》云："阿阿缓若春杨柳"是也。

失则气连吞

脾藏失则包吞于物。《素问》曰：脾为吞，象土，包容于物，归于内，翕如皆受，故为吞也。脾弱则气不接续，故频频之也。

实梦歌欢乐

实则梦与[1]，中和则喜。

虚争饮食分

虚则梦取，不和则怒。

湿多成五泄，肠走若雷奔。

脾之一藏，独主五泄。五泄之法，《难经》载之。《经》曰：湿胜则濡泄。又曰：虚寒相薄，而为肠鸣。

痞气冬为积，皮黄四体昏。

脾之积，名曰痞气，以冬壬癸日得之。

二斤十四两，三斗五升存。

胸中水谷常存留，谷二斗，水一斗五升，水谷尽而死。

又　歌　曰

三部俱缓脾家热，口臭胃翻长呕逆，齿肿断宣注气缠，寒热时时少心力。

胃热则牙齿宣烂。"注气缠"，热在肌肉，消布不出。"寒热时时少心力"，

1　与：下文"虚则梦取"，则此"与"当作"予"。

《经》曰：伤气也。又曰：不能荣母。

又 歌 曰

脾脉实并[1]浮，消中脾胃虚[2]。口干饶饮水，多食亦肌虚。

《内经》曰：二阳结谓之消中，手足阳明结为反胃，大肠俱热结也。肠胃藏热，则喜消水谷也。

单滑脾家热，口气[3]气多粗。

胃热气粗，脾胃相连也。

涩则[4]非多食，食不作肌肤。

涩脉[5]而实，热也，非多也。食无热而不消谷也。

微浮伤客热，来去乍微疏。

热虽发而不能久，不时而动，过则如故。故"来去乍微疏"，知无大热，但其安[6]胃，胃安则自痊矣。

有紧脾家痛，仍兼筋急拘。欲吐即不[7]吐，冲冲未得苏。

"有紧脾家痛"，脾气乘肝[8]也。仲景云：腹满时痛系太阴也。"仍兼筋急拘"者，少阳也。"欲吐即不吐"，则知急拘者章门，为脾之募[9]也。

---

1 并：《通真子补注王叔和脉诀》同。《脉诀刊误》作"兼"。
2 虚：《通真子补注王叔和脉诀》同。《脉诀刊误》作"亏"。
3 气：《通真子补注王叔和脉诀》作"臭"，皆可通。
4 则：原作"而"。然本书卷九引作"则"，《脉诀刊误》亦同，因改。
5 涩脉：《纂图方论脉诀集成》此前有："洁古曰：本作涩而非多食"一句。
6 安：原脱，据《纂图方论脉诀集成》所引补。
7 即不：《脉诀刊误》作"不得"。
8 肝：原误作"脾"，据《纂图方论脉诀集成》所引改。
9 募：原误作"墓"，据《纂图方论脉诀集成》所引改。

若弦肝气盛,妨食被机[1]谋。

肝来乘脾,故知妨食,肝主谋虑。

大实心中痛,如邪勿带符。

仲景云:实而痛者,桂枝加**芍药汤**;痛甚者,桂枝加**大黄汤**。非有邪也,总病之所作耳。

溢关涎出口,风中见羁孤。

脾中风邪,涎出而不止。脾者,孤藏也。羁者,绊也,伤也。脾中风之所作耳。脾受肝之风邪,使孤藏不能消化饮食,故云"羁孤"也。

左右手诊脉歌

左右顺候四时脉,四十五动为一息。指下弦急洪紧时,便是有风兼热极。

《经》云:热即生风是也。

忽然匿匿慢沉细,冷疾缠身兼患气。

《经》云:冷生气是也。

贼脉频来问五行,屋漏雀啄终不治。

如此有失天常之理,左右三部、十二经动脉止多少。五十常数中,有动止,有吉凶。总心脉为假令,四十五动为一息。《经》云:三部者,寸关尺;九候者,浮中沉。言半指之前、半指之后,中是胃,各一十五动,计四十五动为一息。浮为卫,沉为荣,中有胃者,以养五藏神也。举按不及四十五者,迟冷也;过四十五者,数热也。言五十动者,除四十五动外,五动通言卫气也。六部、七表之说,有动止,谓之促;从八里之说谓之结。以伤寒表里言之,结伏、浮结

---

1 机:原作"讥"。《通真子补注王叔和脉诀》《脉诀刊误》均作"机"。释文云"肝主谋虑",故"机"字义长,因改。

是积聚。依《难经》言之，从无病之说[1]。代脉者，是滴漏、雀啄，连而有止也。

六部脉数通论 云岐子述

左右手各列五藏六府之位。或有至数多而言寒，或有至数少而言热，各随部分，推其传变逆顺，是知不拘数则为热、迟则为寒。夫脉乃五行之数，各有生成之用，相克之数。木得金而伐，火得水而灭，金得火而缺，土得木而亏，水得土而绝。五藏应五行，各有相生相胜之理。得相生者愈、相胜者死。此论若不通，五藏交变相传及虚实逆顺，无由入此理趣也。

左手寸口心部脉歌

左手头指火之子，四十五动无他事。

左手寸脉，心，君火也。以君之尊重，不属五行之令。行火之令者，相火也。君主无为，相火代君行令，故云"火之子"。

《内经》曰：君火以言，相火以位。言四十五动取候之法也。

三十一动忽然沉，顿饭忽来还复此。春中候得夏须忧，夏若得之秋绝体。秋脉如斯又准前，冬若候之春必死。

本藏十动，火生土十动，土生金十动。余一动者，水之生数也。水能克火，害于本藏之气。故云春得夏忧，夏得秋绝，秋得冬死。四时之中，皆一时之数应于一也。

左手中指肝部脉歌

左手中指木相连，脉候还须来一息。二十六动沉却来，肝藏有风兼热极。

本藏十动，木生火十动。余六动者，水之成数也。水、木、火三气相生，火

1　无病之说：参下文卷八"诊暴病歌"之注释，云"外无痼疾，内无积聚；又不病伤寒，无表里证。脉有动止，名曰代。代者，真死脉也"。可知此"无病"是指无疾病表现。在此情况下出现的代脉为真死脉。

木气全，仍不及也。木再得六，是水相生，故知不死，乃风热之极也。

三十九动[1]涩匦匦，本藏及筋终绝塞。

本藏十动，木生火十动，火生土十动。余九动，金之成数。金能克木，故云藏与筋相绝塞，是死脉也。

一十九动便沉沉，肝绝未曾人救得。

本藏十动，余九动金也。不依次第而至，木不及也，故云"绝"。

左手尺中肾部[2]脉歌

左手肾脉指第三，四十五动无疾咎。指下急急动弦时，便是热风之脉候。忽然来往慢慢极，肾藏败时须且救。此病多从冷变来，疗之开破千金口。二十五动[3]沉即来，肾绝医人无好手。努力黄泉在眼前，纵在也应终不久。

本藏十动，水生木十动。余五动，土也。土克水，故云肾绝。二十四动者误矣。四者金，金生水，何由肾绝也？

右手寸口肺部[4]脉歌

右手头指肺相连，四十五动无忧虑。极急明知是中风，更看二十余七度。忽然指下来往慢，肺冷莫言无大故。一朝肺绝脉沉沉，染病卧床思此语。十二动而又不来，咳嗽唾脓兼难补。发直如麻只片时，扁鹊也应难救护。

二十七度者，本藏十动，金生水十动。馀七动，火也。此三者皆相胜。又

1　三十九动：《王叔和脉诀》原作"二十九动"。洁古改作此，且云"本作三十九动"（见《纂图方论脉诀集成》所引，今本未见）。
2　部：原脱，据上下文体例补。
3　二十五动：《王叔和脉诀》原作"二十四动"。洁古改作此，且云"本作二十五动"（见《纂图方论脉诀集成》所引，今本未见），注文中又云"二十四动误矣"。
4　部：原脱，据上下文体例改。

言"一十二动又不来"者，本藏十动，余二动，火之生数也。火能克金，故云片时死也。

右手中指脾部脉歌

右手第二指连脾，四十五动无诸疑。急动名为脾热极，食不能消定若斯。欲知疾患多为冷，指下寻之慢极迟。吐逆不定经旬日，胃气冲心得几时。

脾乃四时之本也，无馀动脉。急则为逆，缓则为顺也。

右手尺中命门脉歌

右手命脉三指下，四十五动不须怕。一十九动默然沉，百死无生命绝也。指下急急动如弦，肾藏有风犹莫治。七动沉沉更不来，努力今朝应是死。

一十九动者，本藏十动。馀九动，金也。金能克木，绝君火之源，相火无由生矣，故云"百死无生"也。

卷 之 五

七表脉交变略例论[1] 云歧子述

七表脉者，是客邪来伤主，乃阴乘阳也。其证若身热恶寒，是外阳而内阴见也。七表脉但热而不恶寒者，是内外皆阳也。

七表证自汗恶风，却得八里脉者，当用麻黄桂枝各半汤。如八里证自汗恶风，得七表脉，亦用桂枝麻黄各半汤。有汗不恶风者，黄耆白术黄芩汤。无汗不恶寒者，葱豉汤。

脉如浮滑而长，为三阳，禁不可发汗。《经》曰：阳盛阴虚，汗出而死也。仲景曰：脉浮当汗。三阳当汗者，谓阳中有阴。夫表者，是阳分也，脉浮亦阳分也。浮脉客阴也，故当发汗。且阳中有阴者，阳乃荣卫之分，客阴自外而入居之，故宜耗出而发去之。《经》曰：在上者，因而越之。此说非谓阳中有形迹之阴，是阳中客邪之阴居其表也。夫三阳之表，是三阳标也。无形经络受客阴，乃表之表也，为阳中阳分也，宜发去客阴之邪。故前说阳中有阴当汗，若是三阳之里，是三阳本也。主有形受邪，膀胱与胃是也。既受在有形之处，唯宜利小便、下大便则愈。此乃阳中之阴也。此说言主，前说言客。若不穷主客、邪正之理，必伤人命。三阴当下者，夫三阴者，藏也。外有所主，内无所受。所主者皮毛、血脉、肌肉、筋骨尔。无所受者，无所受盛也。在三阴经络中，有邪者，是为无形，乃阴中之阳，可汗而已。是经络无形，受客邪，当发汗去之。为三阴标之病也。三阴本者，藏也。盛则终归于胃，是有形病也，当自各经络中，药入胃，下去之，此乃三阴当下也。是为阴中之阴，可下而愈。此为主之阴，非是客邪之阴也。夫客主共论，阴中有阳，当下去之者，阴中者，主也；有阳者，客邪也。言阴经中受阳邪染于有形物中，不得出者，可下。略说。

八里，乃阳乘阴也，其证身凉，四肢厥，恶热，是外阴而内阳也。但寒不热不渴者，是内外皆阴也。仲景云：厥深热亦深，厥微热亦微。口伤烂赤，因发汗得之。

夫七表八里、发汗吐下，治伤寒必当子细论之。七表八里，互相交变，乃

---

[1] 七表脉交变略例论：此节至卷八"上气浮肿肩息频，浮滑之脉即相成"一句，元·杜思敬节取作为其《济生拔粹》卷四，名为《云歧子七表八里九道脉诀论并治法》，简称《云歧子七表八里九道脉诀》。

坏证来理。脉中一说，六脉交变。浮、滑、长，为三阳，乃阳中有阴；沉、涩、短，为三阴，乃阴中有阳。当审察表里，分其内外，以辨虚实。治从标本，万举万当。

夫标本者，太阳有标本之化，少阴亦然。太阳标热而本寒，从此生七表；少阴标寒而本热，从此生八里。太阴标本皆阴，少阳标本皆阳，惟阳明与厥阴不从标本，从乎中也。此举六气之标本也。

叔和所载者，是七表、八里、九道脉，计二十四道脉之标本也。有皆从标、从本、从乎中。假令太阳、少阴各有标本之化，太阳脉浮，少阴脉沉，此乃浮沉交。《内经》曰：若从标本论之，是为长短交。长以发汗，短以下；长曰阳明，短曰太阴；长者阳明，当解表、利小便；短者太阴，当下。上郁则夺之下，令无壅碍。故长脉发之，短脉下之者，是滑与涩交。滑居寸而热，涩居尺而寒；滑居尺而热，涩居寸而寒。涩脉居尺寸，皆损气血；滑居尺寸，皆助阴阳。《内经》曰：脉滑曰生，脉涩曰死。此是三阴三阳、变化表里。略举数端，随脉条下，尽穷其理。有不尽者，于各部脉说内详之。

论七表脉法[1]

一浮　二芤　三滑　四实　五弦　六紧　七洪

云岐云：七表脉者，浮、芤、滑、实、弦、紧、洪是也。乃左手三部寸、关、尺受之。此七表脉者，非谓主位之脉，皆客邪之脉也，客随主变也。

寸浮则中风。

寸芤则胸中积血。

寸滑则呕逆。

寸实则胸中热。

寸弦则胸中急痛。

寸紧则头项急。

寸洪则热甚于胸中。

凡此七变，或虚或实，或补或泻，皆治在上焦。此寸脉主上部，法天，主膈

---

1 法：原脱，据目录及正文体例补。

已上至头之有疾。已上乃上部七表也。

关浮则腹胀满。

关芤则肠中积血。

关滑则胃寒不下食。

关实则胃中切痛。

关弦则胃寒不能食。

关紧则腹中郁结。

关洪则反胃吐食。

凡此七变，或虚或实，或补或泻，皆治在中焦。此关脉主中部，法人，主胸已下至脐之有疾。已上乃中部七表也。

尺浮则大便干涩。

尺芤则小便有血。

尺滑则下焦停寒。

尺实则小腹胀，小便不禁。

尺弦则下焦停水。

尺紧则脐腹痛。

尺洪则阴绝。

凡此七变，或虚或实，或补或泻，皆治在下焦，此尺脉主下部，法地，主脐已下至足之有疾。已上乃下部七表也。

左手七表证，寸关尺三部各七证，三七二十一法也，皆客邪随主变也。何为主脉？寸脉浮，关脉弦，尺脉沉，此三者是本位主脉也。何为客脉？前说"浮芤滑实弦紧洪"是也。凡言七表者，有表，壮热恶寒，乃表之表也，当发汗；壮热而不恶寒者，乃表之里也。壮热而恶寒为有表也，热而不恶寒者无表也。如无表里证，以**大柴胡汤**下之。

一浮者阳也，指下寻之不足，举之有余；再再寻之，状如太过，曰浮。主咳嗽气促，冷汗自出，背膊劳强[1]，夜卧不安。

按之不足，举之有余者，阴不足，阳太过。寒则伤形，热则伤气，故热则伤

1　强：《脉诀刊误》及《纂图方论脉诀集成》均作"倦"。

肺，主咳嗽气促，使肺无守护，冷汗自出。治之宜**小柴胡汤**主之。

柴胡　黄芩去腐　五味子　制半夏各一两　白芍药　人参　桑白皮各半两

右㕮咀，每服半两，水二盏，生姜七片，煎至七分，去滓温服，食后。

歌　曰

按之不足举之余，再再寻之指下浮。藏中积冷荣中热，欲得生精要补虚。

藏中积冷，按之不足；荣中有热，举之有余。阴不足、阳有余也。治之宜**地骨皮散**。

人参　地骨皮　柴胡　黄耆　生地黄各一两半　白茯苓半两　知母一两　石膏二两

右㕮咀，每服半两，水二盏，生姜七片，煎至七分，去滓，细细温服，连夜顿服。生精补虚者，**地黄圆**。

又　歌　曰

寸浮中风头热痛

主脉浮，加客脉又浮，客主同宫，主太阳中风，头痛有汗，脉浮缓，**桂枝汤**。无汗脉浮紧，**麻黄汤**。风在上焦，如太阳头痛汗出，转阳明头痛，**白虎汤**；少阳头痛，**小柴胡汤**；太阳头痛，**羌活汤**。

关浮腹胀胃虚空

洁古云：三尺之童，皆知用大黄、甘遂，而不知脉浮不可下也。

云歧云：主脉弦，又加客邪脉浮，风寒热相合，致胃中虚空。何谓胃虚？夫浮脉者，风邪也；弦者，肝脉也。以木能克土，致胃中虚空，**理中圆**主之。风在中焦，子能令母实而变为寒也。东垣去干姜，加厚朴、陈皮，是为**调中汤**。

制厚朴　陈皮去白　制半夏各一两　白术一两半　人参五钱　甘草炙，二钱

右㕮咀，每服半两，水一盏，生姜七片，煎至七分，去滓温服，食前。

尺部见之风入肺，大肠干涩故难通。

尺部肾脉主沉，反见浮脉，为风火所乘，肺气虚而不能生水。浮脉行于水中，知水反不胜火。浮主诸风之脉，火部见之，是阴虚阳盛之意也。风入肺者，何也？是金水之虚。水既衰弱，金无所恃，是木火之实火，助木而生风。肾气虚，故风入肺。肺燥，使津液内竭，故大肠干涩而燥。《内经》曰：侮所胜己，乘所胜也。火侮其水而胜其金，薄其子而囚其母，治之以**七圣圆**，风在下焦。

　　槟榔　木香　羌活　川芎　桂各半两　大黄　郁李仁各一两

右为细末，蜜圆如桐子大，每服三十圆，渐加之，微利为度。生姜汤下，食后服之。

二芤者阳也，指下寻之，两头即有，中间全无，曰芤。主淋沥，气入小肠。

洁古云：弦浮无力，按之中央空、两边有，曰芤。芤主失血。手足太阳皆血多气少，故主病淋沥，气入小肠。脱血病者，皆从太阳之说。在寸口则吐血，在下则泻血，在中者缓之。

芤脉在上，加减**栀子汤**。

栀子二四个，碎　香豉半两

先以水二盏，煮栀子至七分，入豉煮三五沸，去滓温服，得吐止。

芤脉在下，治之宜**猪苓汤**。

猪苓　滑石　泽泻　阿胶炒，各等分

右㕮咀，每服水二盏，先用前四味煎至一盏，去滓后入阿胶化开，食前温服。

芤脉在中，治之法宜**泻黄散**。

藿香叶　山栀子仁　甘草各半两　防风三两　石膏一两

右㕮咀，水二盏，煎半两，细细服，无时。

歌　曰

指下寻之中且虚，邪风透入小肠居。患时淋沥兼疼痛，大作汤圆必自除。

云歧子云：芤主血凝而不流。凡人之十二经络以应沟渠，是荣卫血气不散，不能盈满经络，故见芤脉。主淋沥，小便脓及血，当大作汤圆也。**四物汤、**

地黄圆补之；**桃仁承气汤**泻之。一云**大柴胡汤**，如秘，加大黄。

又　歌　曰

寸芤积血在胸中

主脉浮，客脉芤。浮芤相合，血积胸中，热之甚也。治之以**犀角地黄汤**，血在上焦。

生地黄二两　黄芩一两半　黄连一两　大黄半两

右㕮咀，水三盏，秤一两，煎至二盏，去滓，食后服之。

关内逢芤肠里痈

主脉弦，客脉芤。弦芤相合，积血于肠中。是肺先受邪，传入大肠，当用**桃仁承气汤**主之，血在中焦。

又云：芤脉在中，或吐血生痈，治以**抵当圆**。方见下或地黄丸。

大黄　水蛭炒制，各半两　虻虫三钱

右为细末，炼蜜圆如桐子大，每服二十圆，食后温水下，以利为度。未利，加数服之。

尺部见之虚在肾，小便遗沥血凝脓。

主脉沉，客脉芤。沉芤相合，积血在下。**抵当圆、抵当汤**主之。血在下焦，或以加减**桃仁承气汤**。

桃仁半两　大黄一两　甘草二钱半　桂三钱

右㕮咀，每服半两，水二盏，生姜七片，煎至一半，去滓，入芒硝三钱化开，食后服。以利为度，未利再服。

又云：上焦有血，先便后血；下焦有血，先血后便；中焦有血，便血齐作。用药上焦食后，下焦食前，中焦徐下，食远两饭间也。

三滑者阳也，指下寻之，三关如珠动，按之即伏，不进不退，曰滑。主四肢困弊，脚手酸痛，小便赤涩。

仲景曰：卫气前通，小便赤涩；腰中生气，热中膀胱。又云：小便赤涩，大便难，是为实热，加减**大柴胡汤**。

柴胡　赤芍药各一两　枳实　大黄　黄芩各半两　甘草三钱

右㕮咀，每服半两，水二盏，生姜七片，煎至一盏，去滓温服，临卧。以利为度，未利再服。

歌　曰

滑脉如珠动曰阳，腰中生气透前肠。胫酸只为生寒热，大泻三焦必得康。

云歧云：夫小便赤涩，腰中生气，是命门所生。其脉流利，数而疾，**大承气汤**主之。

洁古云："腰中生气"者，命门也。"透前肠"者，膀胱经也。命门、三焦陷于前肠，故小便不通，大便秘涩，热多寒少，故宜泻以辛寒，**大承气汤**主之。

厚朴制，一两　枳实麸炒　大黄各半两　芒硝三钱

右㕮咀，每用水一碗，生姜十片，先煎厚朴、枳实至一盏半，再入大黄，煎至一盏。去滓，入芒消化开。午食后服[1]。未利，次日晚食后服之。

又　歌　曰

滑脉居寸多呕逆

云歧云：主脉浮，客脉滑。浮滑相合，而为呕逆。**生姜半夏汤**主之。有往来寒热者，**小柴胡汤**主之，寒在上焦。

洁古云：《经》曰：气高者，因而越之。下者，引而竭之。中满者，徐下之于内。治之以**栀子仁汤**，缓者**半夏汤**。

制半夏一两　茯苓二两

右㕮咀，每服半两，水二盏，生姜七片，煎至一半，去滓，食后服。不呕吐者止，不止者再服。

1　服：原脱，据《纂图方论脉诀集成》所引补。

关滑胃寒不下食

主脉弦，客脉滑。弦滑相合，引寒入胃，致不能食，春、夏**平胃散**，秋、冬**理中圆**主之。如有表者，**小柴胡**加桂汤[1]、**半夏汤**主之，寒在中焦。方见下。

柴胡　黄芩　赤芍药各一两　人参半两　甘草炙，三钱　桂四钱

右㕮咀，每服半两，水二盏，生姜七片煎，去滓温服。

尺部见之脐似冰[2]，饮水下焦声沥沥。

主脉沉，客脉滑。沉滑相合，寒结膀胱，**附子四逆汤**主之，寒在下焦。

炮姜　炮附子各半两　白术一两　甘草三钱　桂七钱

右㕮咀，每服半两，水二盏，煎至一盏，去滓温服，食前服。

四实者阳也，指下寻之不绝，举之有余，曰实。主伏阳在内，脾虚不食，四体劳倦。

歌　曰

实脉寻之举有余，伏阳蒸内致脾虚。食少只缘生胃壅，温和汤药乃痊除。

洁古云：脾脉本缓，反得客脉实。缓实相合，主胃中有热，故脾气温，反实而不食也。食少气不宣通，故为胃壅，上出脓血是也。一云：气寒则不宣通，温即流行。伏阳者，藏热于内，脾热而食少。《经》云：胃中虚热，多生痈肿，治之以**藿香半夏散**。

藿香叶　制半夏各一两　丁香半两

右为粗末，每服三钱，水一盏半，生姜七片，煎至一盏，去滓，稍热服，食前。

云歧子云：脾受热而反虚，故不能食。温和汤药乃**平胃散**是也。

1　汤：原脱，据《济生拔粹》卷四《云歧子脉诀》补。
2　冰：原字类"水"，据《济生拔粹》卷四《云歧子脉诀》正。

又　歌　曰

实脉关前胸热甚

主脉浮，客脉实。浮实相合，阳气有馀，胸中热甚，**凉膈散**主之。实在上焦。

山栀子仁一两　连翘　黄芩各二两　大黄半两　薄荷一两半

右为粗末，每服半两，水二盏，同竹叶七片，煎至一盏，去滓，入蜜少许，食后服。

当关切痛中焦恁

主脉弦，客脉实。弦实相合，热在胸中，可用**调胃承气汤**。实在中焦。

尺部如绳应指来，腹胀小便应不禁。

主脉沉，客脉实。沉实相合，沉胜实，则是水胜火也，乃主胜客，**干姜附子汤**主之；实胜沉，则是火燥去水，乃客胜主也，**大承气汤**主之。此二证俱小便不禁，实在下焦。一云：**术附汤**主之，亦主胜客也。

白术一两　附子炮，半两　甘草炙，三钱

右㕮咀，每服半两，水一大盏半，煎至一盏，去滓温服，食前。

五弦者阳也，指下寻之不足，举之有余，状若筝弦，时时带数，曰弦。主劳风乏力，盗汗多生，手足酸疼，皮毛枯槁。

弦脉五藏俱伤，盖木克土故也。

歌　曰

弦脉为阳状若弦，四肢更被气相煎。三度解劳方[1]始退，常须固济下丹田。

其脉如筝弦，紧而急，主四肢相煎，木旺土衰。四肢者，辰戌丑未四末也，

1　方：《脉诀刊误》作"风"。

土位也。固济丹田者，**八味圆**是也。又云：木多损土，久伤肌肉，渐似成劳。《左传》曰：风淫末疾。固济丹田为养血，从脾言之。

又　歌　曰

寸部脉紧一条弦，胸中急痛状绳牵。

主脉浮，客脉弦。浮弦相合，胸中急痛，属少阳，以**小柴胡汤**和之。弦在上焦。

关中有弦寒在胃

主客脉俱弦，知木气有馀，致寒气大实于胃中，**附子理中圆**主之。弦在中焦。

下焦停水满丹田

主脉沉，客脉弦。沉弦相合，风寒气有馀，下焦停水，以**术附汤**主之。弦在下焦。

六紧者阳也，指下寻之，三关通度，按之有余，举指甚数，状若洪弦，曰紧。主风气，伏阳上冲，化为狂病。

此太阳、少阳相合，主伏阳上冲，化为狂病。治之法，宜以**黄连泻心汤**。

黄连　生地黄　知母各一两　黄芩二两　甘草半两

右㕮咀，每服半两，水一盏半，煎服。

歌　曰

紧脉三关数又弦，上来风是正根元。忽然狂语人惊怕，不遇良医不得痊。

洁古云：此是三阳合病。紧、数，太阳也；弦多，少阳也；狂言，阳明也。故实则谵语。

云歧云：其脉紧洪而实，阳气有馀之象。主热即生风，发作狂语，可用**小承气汤**主之。

生地黄一两半　黄芩　山栀子仁各一两　大黄半两

右㕮咀，水一两，以利为度。

又 歌 曰

紧脉关前头里痛

主脉浮，客脉紧。浮紧相合，诸头痛皆属三阳。太阳头痛，**羌活汤**主之，必愈。入府**大承气汤**下之。少阳头痛，在经**小柴胡汤**主之，入府**小承气汤**下之。阳明头痛，在经**白虎汤**治之愈，入府**调胃承气汤**下之。其脉弦而头痛者，内外也，**大柴胡汤**主之。紧在上焦。

到关切痛无能动

主脉弦，客脉紧。弦紧相合，太阴受邪，脾中切痛，治之以**芍药汤**。

赤芍药二两　甘草半两　桂三钱

右㕮咀，水煎一两，加生姜七片，煎服。如实痛，加大黄，或**大承气汤**，当拣而用之。紧在中焦。

隐指寥寥入尺来，缴结绕脐常手捧。

主脉沉，客脉紧。沉紧相合，绕脐痛者，太阴，与**桂枝芍药汤**。不已，是寒湿在脾肾也，**术附汤**主之。紧在下焦。

桂一两　芍药　甘草炙，各半两

右㕮咀，每服一两，入生姜、枣煎服。

七洪者阳也，指下寻之极大，举之有余，曰洪。主头痛，四肢浮热，大肠不通，燥粪结涩，口干，遍身疼痛。

洁古云：此乃是正阳阳明，身热，目痛鼻干，不得卧，则知病在阳明经也。洪脉者，按之实，举之盛。洪者，阳太过，阴不及，主头痛，四肢热，大便难，小便赤涩，夜卧不安。治法：阳证下之则愈。如下之，随证虚实，有**大承**

气汤、有**小承气汤**、有**大柴胡汤**、**桃仁汤**，随证用之。此证有两议，或按之无，举之盛，当解表，不可下。《经》言脉浮不可下，下之则死；脉沉当下，下之则愈。脉浮为在表，脉沉为在里。

歌　曰

洪脉根源本是阳，遇其季夏自然昌。若逢秋季及冬季，发汗通肠始得凉。

云歧云：其脉举按皆盛，本为相火之象，发汗从表，通肠从里。从表宜**麻黄汤**，从里宜**大承气汤**。麻黄方见下。

麻黄　芍药各一两　葛根一两三钱　豉一百粒　葱白三茎

右㕮咀，每服一两，水二盏，生姜七片，煎至一半，去滓温服，无时。以得汗而解，无汗再服。

又云：仲景谓身体疼痛，立夏得洪大脉，知其病瘥也。通肠七宣圆、七圣圆、大柴胡、大承气，可选而用之。

又　歌　曰

洪脉关前热在胸

主脉浮，客脉洪。浮洪相合，热结于胸中，**凉膈散**加减用之，或**连翘汤**主之。

连翘二两　柴胡　当归　生地黄　赤芍药各半两　黄芩一两　大黄三钱

右㕮咀，一两，水煎服之。洪在上焦。

到[1]关翻胃几千重

主脉弦，客脉洪。弦洪相合，胃热不停食而吐，以酸苦药除之，或和之以**调中汤**。

大黄比众药减半　葛根　黄芩　芍药　桔梗　茯苓　藁本　白术　甘草炙，各等分

---

1 到：《济生拔粹》卷四《云歧子脉诀》同。《脉诀刊误》作"当"，皆可通。

右㕮咀，水煎一两服，不拘时候，日二三服。洪在中焦。如秋冬寒在胃中不可用，春夏可用，胃中有馀热也。又云：热在胸者，用凉药不可速也。胃化火冲出其食，诸逆冲上，皆属于热。食不得入，俗言热吐是也。

更向尺中还若是，小便赤涩脚酸疼。

洁古云：洪在尺中，阴不及阳也。《内[1]经》曰：至从下上，先损肾肝。故小便赤涩，骨痿筋缓。

云歧云：主脉沉，客脉洪。沉洪相合，小便赤涩，闭塞不通，**泽泻散**主之。

泽泻　赤茯苓[2]各半两　山栀子仁　桑白皮各一两

右㕮咀，水煎一两服。得小便利为度。不除者，肾气下痛，可用大柴胡加大黄下之。洪在下焦。

凡此七表，虽名阳脉，有用热药者何？答云：阳中有阴故也。通上、中、下二十一道脉证用药法者，七表之病，在于上、下，调之上、下，在中者和之于中。辨[3]其脉证，知其主客，用仲景之药，无不效也。又曰：七表脉，春夏得之为顺，秋冬得之为逆。

1　内：当作"难"。《难经·十四难》："至脉从下上，损脉从上下也。"

2　苓：原误作"芩"，无此药名，此乃笔误，因改。

3　辨：原作"辩"，《济生拔粹》引《云歧子脉诀》作"辨"，义长，从改。

卷 之 六

八里脉交变略例论 云歧子述

夫八里脉者，乃右手三部寸关尺受邪者也。阳乘阴也，是微、沉、缓、涩、迟、伏、濡、弱八里脉也。

有里之表，乃三阴经络总称，标之名也。有里之里者，乃三阴之本，脾、肾、肝总称之名也。

且三阴标者，为阴中之阳。本者，为阴中之阴也。盛则归于胃土，乃邪染有形，故里之表是阴中之阳，当溃形以为汗，宜发之，主宜缓。

里之里，是阴中之阴分也，当急下之。客宜急，是知诸中客邪当急。诸主自病当缓。

前说七表，乃春夏具三阳之说。八里乃秋冬具三阴，经中论反交错生疾，得本位以常法治。中互相为病，当推移所在，主客相合，脉证依缓急治之。假令恶寒者，里之表也。当与麻黄附子细辛汤缓发之，是溃形以为汗也。如不恶风寒，而反欲去衣，身凉，面目赤，四肢逆，数日不大便，小便赤涩，引饮，身静重如山，谵语昏冒，脉沉细而疾数者，是足少阴经反受火邪也。是里之里病，乃阴中之阴。阳邪也，此客邪，当速急下去之，以大承气汤除之。

今将七表脉有下者，八里脉有汗者，七表脉有汗者，八里脉有下者，此四论，为古今之则，于七表脉论，八里脉论内，交互说之。更有脉与证相杂之法，当取仲景内桂枝脉得麻黄证，或麻黄脉得桂枝证，递用麻黄桂枝各半汤。

如桂枝证二停，麻黄证一停，当用桂枝二麻黄一汤法。

或麻黄证二停，桂枝脉一停，当用麻黄二桂枝一汤法。

更有麻黄脉、桂枝证，取脉为主，脉便为二停，证为一停，用麻黄二桂枝一汤治之。

或桂枝脉、麻黄证，亦脉为二停，证作一停，用桂枝二麻黄一汤治之。

大抵圣人谓脉者，司人之命，故以脉为主，多从脉而少从证也。举世脉证交互二法，是不合全从于脉，亦不合不从于证。如合证，当两取之。如证在交变法中，只合从脉、不从证也。然亦不拘，亦当临时消息。传受递从，元证来理，所投去处及天之时令。且七表有下者，为内外皆阳，缓下；八里有汗者，为内外皆阴，缓汗。七表有汗者，为外阳而内阴，急汗；八里有下者，为内阳而外阴，急下。故《素问》说标本之化，立四因之法，为此一说也。表里标本之化，七表论内说之。

论八里脉法[1]

一微　二沉　三缓　四涩　五迟　六伏　七濡　八弱

云歧子云：八里脉者，微、沉、缓、涩、迟、伏、濡、弱是也，乃右手三部寸关尺受之。此八里脉乃客邪之脉，非主位之脉。夫三部主脉者，寸涩、关缓、尺数是也，此皆主随客变也。

寸微则阳虚。

寸沉则阴中伏阳、胸中痰。

寸缓则太阳中湿。

寸涩则冲气虚。

寸迟则阴溢于上。

寸伏则胸中积气。

寸濡则多自汗。

寸弱则阳气虚微。

凡此八里，皆虚于上。或盛或衰，或补或泻，皆治上焦，乃上部八法也。

关微则气结于心下。

关沉则心下痛。

关缓则腰痛难伸。

关涩则血散而难停。

关迟则粥浆不入。

关伏则肠癖瞑目。

关濡则少气精神散。

关弱则胃气疏。

凡此八者，或虚或实，或补或泻，皆治在中焦，乃中部八法也。

尺微则脐下有积。

尺沉则腰脚重。

尺缓则饮食不消。

尺涩则逆冷伤血。

---

1 法：原脱，据目录及正文体例补。

尺迟则寒甚于腰脚。

尺伏则飧泄谷不施化。

尺濡则骨肉不相亲。

尺弱则阴气内绝。

凡此八者，或虚或实，或补或泻，皆治下焦，乃下部八法也。右手寸关尺三部，八里客邪证，每一部八证，三八二十四证，通前七表，总四十五法矣。此八里脉法并治，皆主随客变。何为主脉？寸涩、关缓、尺数。此三者，本位主脉也。何为客脉？上说微、沉、缓、涩、迟、伏、濡、弱，此不及，为损脉也。

一微者阴也，指下寻之，往来极[1]微；再再寻之，若有若无，曰微。主败血不止，面色无光。

微脉法象秋冬，在阴为惨。阴太过、阳不及，是血不能守，水胜火也。血不止者，治之宜**香芎汤**。

香附子一两　当归　白芍药各二两　芎半两

右为粗末，水煎一两，食前服。

歌　曰

指下寻之有若无，漩之败血小肠虚。崩中日久为白带，漏下多时骨木枯。

此肾气有馀，命门不足，当补命门。命门者，男子藏精，女子系胞。崩中白带下者，命门败也。经水崩中，谓之骨木枯。治妇人，**伏龙肝散**主之。是为血不能守，水胜火也。又云：血去精亡，筋骨皆损，骨空而无髓，骨不从于筋，筋骨损而形枯也。《经》曰：阴成形。养血补虚，宜**当归芍药汤**主之。

当归　白芍药　熟地黄各一两　干姜半两

右咬咀，水煎一两，食前服。

1　来极：原残，据《济生拔粹》卷四《云歧子脉诀》补。

又 歌 曰

微脉关前气上侵

阳虚内气上冲。《经》曰：冷生气。主脉涩，客脉微。涩微相合，逆气上侵。可用**膈气散**主之。微在上焦。又云：肺气上冲，当以**补肺散**主之，又治劳嗽。

阿胶—两半　甘草三钱　鼠黏子[1]二钱半　马兜铃[2]半两，炒　杏仁去皮尖，七个

右为粗末，水煎半两，食后温服。加糯米煎更妙。又匀气散，治不足。

当关郁结气排心

主脉缓，客脉微。缓微相合，太阴虚痞，**匀气散**主之，**补肺散**亦可。微在中焦。

尺部见之脐下积，身寒饮水即呻吟。

主脉数，客脉微。数微相合，阴盛阳虚，治之以二气丹。微在下焦。又云：脉微，饮水呻吟者，阳虚也，治之以**八味丸**。呻吟者，困重形于外也。

二沉者阴也，指下寻之似有，举之全无，缓度三关，状如烂绵，曰沉。主气胀两胁，手足时冷。

虚气冲心，闷而不痛，乃曰虚痞，建胃**理中汤**、**建中汤**主之。手足冷，治之以**八物汤**。

当归　白术　人参　干姜各—两　附子炮去皮　白芍药　桂各半两　丁香三钱

右㕮咀，水煎—两，不拘时候。

歌 曰

按之似有举还无，气满三焦藏府虚。冷气不调三部壅，通肠建胃始能除。

沉者阴也，壅者虚结也。言通肠者，温也，《局方》**温白圆**主之。健胃者，

----

1 鼠黏子：原误作"黍粘子"，与药名原义不合，据《证类本草》"恶实"条改，即牛蒡子。
2 铃：原作"苓"，与药名原义不合，据《本草衍义》"马兜铃"条改。

理中汤主之。

又　歌　曰

寸脉沉兮胸有痰

主脉涩，客脉沉。涩沉相合，留滞胸中，变为痰实，治以**化痰玉壶圆**，中加雄黄或**半夏圆**。

半夏一两，汤洗，焙　雄黄三钱，研

右为末，生姜汁糊圆如桐子大，每服三十圆至五十圆，生姜汤下，食后。沉在上焦。

当关气短痛难堪

主脉缓，客脉沉。缓沉相合，胃中有寒即痛，可以**止痛圆**或**橘皮半夏汤**主之。

陈皮去白三两　半夏制　枳壳炒，去穰，各一两　白术半两　茯苓半两　桂半两

右㕮咀，每服一两，生姜七片，水煎，食前。沉在中焦。

若在尺中腰脚重，小便稠数色如泔。

主脉数，客脉沉。数沉相合，客胜主也。寒气有馀，命门、三焦败而虚，故小便如泔。**八味圆**中加桂、附治之。一法：用**黄耆圆**主之。沉在下焦。

三缓者阴也，指下寻之，往来迟缓，小于迟脉，曰缓。主四支烦闷，气促不安。

证在太阳，风伤卫，当服**桂枝汤**。一云：主四肢烦满，气促不安，**枳术汤**主之。

白术一两　枳实麸炒　甘草各半两

右㕮咀，入生姜七片，水煎半两，食后温服。

歌　曰

来往寻之状若迟，肾间生气耳鸣时。邪风积气来冲背，脑后三针痛即移。

太阳中风，脉缓，颈项强急，不得转侧，可针风池、风府、浮白穴，则痛移

也。可用**桂枝汤**主之。若缓大者属脾。

缓脉关前揩项筋

主脉涩，客脉缓。涩缓相合，风邪伤卫，项筋紧急，可用**桂枝汤**。不已，**葛根汤**主之，或**羌活汤**。缓在上焦。

羌活　升麻　黄芩　葛根　石膏各一两　防风　麻黄去节，汤浸黄汁，焙干　藁本　蔓荆子　细辛各半两

右㕮咀，每服一两，入生姜七片，水煎温服，无时。

当关气结腹难伸

主脉、客脉俱缓，脾湿大胜，胃中大虚，**七气汤**主之。

半夏制，一两　人参　官桂　甘草炙，各半两

右㕮咀，每服一两，生姜七斤，煎服，无时。不已，复煎服散[1]：苍术四两，去皮，泔浸，水一碗，煎取二大盏，去滓，入白术、桂、芍药、茯苓各二钱，再煎取一盏服。不已，再服。或**建中汤**主之。腹难伸者，**温白圆**主之。缓在中焦。

尺上若逢癥冷结，夜间常梦鬼随人。

主脉数，客脉缓。数缓相合，反为寒病，宜**桂枝汤**加干姜汤治之。

桂枝一两　白芍药　干姜各半两　甘草炙，四钱

右㕮咀，加生姜、枣煎。不已，用**半硫圆**。缓在下焦。梦鬼者，三焦虚气，神不守故也。如不用白芍药，用白术亦得。

四涩者阴也，指下寻之似有，举指全无，前虚后实，无复次第，曰涩。主通身疼痛，女子有孕胎痛，无孕败血为病。

1　散：原漫漶，据《济生拔粹》卷四《云歧子脉诀》补。

歌 曰

涩脉如刀刮竹行,丈夫有此号伤精。妇人有孕胎中痛,无孕还须[1] 败血成。

涩主亡血失精,妇人孕病,或带下赤白,或败血,《圣惠方》**乌金散**。治败血,《局方》**四物汤、地黄圆**。失精权道药[2]。**龙骨圆**主之。

龙骨 苦练子各二两

右为末,醋糊圆如桐子大,空心温酒下三五十圆。

又云:亡血失精,半产漏下,俱宜用酒煮**当归圆**。方出二十五论。

涩脉关前胃气并

涩脉,是处气血俱伤,金有馀,殄伤万物。主脉与客脉俱涩,是肺金有馀,故并于上,治之以**匀气散**,或利膈圆、桔梗汤。涩在上焦。

桔梗一两 半夏制半两 陈皮三两 厚朴制一两 枳实麸炒半两

右㕮咀,每服半两,食后水煎生姜服。

当关血散不能停

主脉缓,客脉涩。缓涩相合,故曰血散,可用**温经圆**。如胃不和,**调中圆**。涩在中焦。

尺部如斯逢逆冷,体寒脐下作雷鸣。

主脉数,客脉涩。数涩相合,阳气内虚,阴气有馀,故为逆冷。治之,涩在下焦,以**荜澄茄散**,或用**五补圆**亦得。

人参 茯苓 地骨皮 熟地黄 牛膝去苗,酒浸,各一两

右蜜圆桐子大,每服三十圆,温酒下,空心。稍增至五十圆,服至十日及半月,觉气壅,即服**七宣圆**。经数日,觉气散,即服**五补圆**。凡人所疾,皆因风不宣散,即成壅缓热风。若气不流行,即成疝癖冷气,转生诸疾。寻其本

---

1 还须:原互乙,《济生拔粹》卷四《云歧子脉诀》作"还须",义长,今乙正。

2 药:《纂图方论脉诀集成》所引无此字。

由,都为不闲将理,觉虚则补,觉壅则宣,常须五补、七宣,必相兼服之。久服去百病长生也。

五迟者阴也,指下寻之,重手乃得隐隐,曰迟。主肾虚不安。五迟本土也,常仿此一脉为时胜,故长夏胜冬,是土胜水衰,当如经说。

歌　曰

迟脉人逢状且难,遇其季夏不能痊。
迟,阴也;季夏,阳也。此证为失时反候,阳盛阴虚,治之宜泻心肺、补肾肝。泻心者,**导赤散**;补肾者,**地黄圆**。

神功诊着知时候,道是脾来水必干。
季夏见迟脉,是土克水也,故不能痊。

又　歌　曰

寸口迟脉心上寒
主脉涩,客脉迟。涩迟相合,土阴之胜,故为心上寒,治之以**橘皮圆**。不已,与**术附汤**。
　　白术　附子炮去皮脐,各一两　干姜炮　桂各一两
　　右㕮咀,如法煎一两,食前服。迟在上焦。

当关腹痛饮浆难
主脉缓,客脉迟。缓迟相合,腹中痛甚,桂枝加**附子汤**。
　　桂　附子炮,各一两　甘草三钱半
　　右㕮咀,依法煎服,或**理中圆**。脉回,以**消食圆**。迟在中焦。

流入尺中腰脚重,厚衣重覆也嫌单。
主脉数,客脉迟。数迟相合,水能克火,阴气盛,可用**附子理中圆**。迟在下焦。

六伏者阴也，指下寻之似有，呼吸定息全无，再再寻之，不离三关，曰伏。主毒气闭塞三关，四肢沉重，手足自冷。

主伏脉，伏行于筋下，气伏于内。

歌　曰

阴毒伏气切三焦，不动荣家气不调。不问春秋与冬夏，徐徐发汗始能消。

《经》曰：渍形以为汗，**麻黄附子细辛汤**。或秋冬以**升麻汤**，春夏以**麻黄汤**，当缓与之。《经》曰：阴盛阳虚，汗则愈。

积气胸中寸脉伏

主脉涩，客脉伏。涩伏相合，主胸中积气。治之以**沉香圆**，或加减**温白圆**。伏在上焦。《经》曰：浊气在上，则生䐜胀。

当关肠癖常瞑目

主脉缓，客脉伏。缓伏相合，主中焦气聚而不散，乃风湿之气，故肠癖瞑目。治以**五膈宽中散**。

白豆蔻一两　缩砂仁　青皮　陈皮去白　丁香各二两　木香一两半　香附子炒，八两　厚朴制八两　甘草炙，一两半

右为细末，每服三钱，白汤点服，无时。清上实下。如发之，用**羌活汤**。前药不已，然后用此。伏在中焦。一云：血散则肠癖，不散则瞑目。

尺部见之食不消，坐卧非安还破腹。

主脉数，客脉伏。数伏相合，伏邪胜，寒之甚，而不能化食，故破腹，坐卧不安。治之以**生姜枣汤**。一名四白汤。

白术一两　黄耆　茯苓　白芍药各半两

右为粗末，每服半两，入生姜枣煎服。不已，**养脾圆**。伏在下焦。《经》曰：清气在下，则生飱泄，藏不藏矣。

七濡者阴也，指下寻之似有，再再还来，按之依前却去，曰濡。主少力，五心烦热，脑转耳鸣，下元极冷。

歌　曰

按之似有举之无，髓海丹田定已枯。四体骨蒸劳热甚，藏府终传命必殂。

髓者，肾之主。四体骨蒸者，肾气衰绝。终传者，七传也。土来克水，必殂也。

又　歌　曰

濡脉关前人足汗

主脉涩，客脉濡。涩濡相合，肺气虚也。而卫不能固于荣，故多汗，**桂枝汤**主之。濡在上焦。

当关气少精神散

主脉缓，客脉濡。缓濡相合，精神散失，乃气衰弱也。治之以**定志圆**，或**四君子汤**加茯神。濡在中焦，至此难治也。

尺部绵绵即恶寒，骨与肉疏都不管。

主脉数，客脉濡。数濡相合，主骨痿不能起于床，五损至骨俱尽，故不治。

八弱者阴也，指下寻之，如烂绵相似，轻手乃得，重手稍无，怏怏[1]不前，曰弱。主气居表，生产后客风面肿。

气弱多伤也。

1　怏怏：原误作"快快"，不通，据下文歌诀及《脉诀刊误》《纂图方论脉诀集成》改。

歌　曰

**三关怏怏不能前，只为风邪与气连。少年得此须忧重，老弱逢之病
必痊。**

脉若烂绵者，阳气弱也。以应秋毛之脉，气弱多伤。怏怏者，轻手乃得；
不前者，重手稍无是也。少年得此，须忧重者，乃春夏也。此时当洪大而有
力。今反无力而不前，故忧其重也。是春夏为逆，秋冬为顺，老弱逢之病却
痊。老弱者，乃秋冬也。秋冬脉当浮毛，故为顺。

又　歌　曰

关前弱脉阳道虚

主脉涩，客脉弱。涩弱相合，阳气虚也。治之以**五补圆**为久补，**四逆汤**急
治之。

关中有此气多疏

主脉缓，客脉弱。缓弱相合，胃气内虚，故气多疏散，治之以**益黄散**、**平胃
散**选用之。弱在中焦。

若在尺中阴气绝，酸疼引变上皮肤。

主脉数，客脉弱。数弱相合，主下部损，肾气内绝。既阴绝阳盛，疼引于
皮肤，是三焦无阴镇抚，离其原也。气已损于肺，无法可治也。

已上七表，是春夏具三阳之说；八里，是秋冬具三阴之说。反交错生疾，
得本位常治。《素问》曰：得神者昌，失神者亡。使令血气各守本乡也。

卷 之 七

论九道脉法

一长乾,大[1]肠　二短坤,脾　三虚离,心　四促坎,肾　五结兑,肺

六代中土　七牢震,肝　八动艮,小肠　九细巽,胆

云歧云：九道脉者,从天地九数之理说也。《经》曰：善言天者,必有应于人。是以天有九星,地有九州,人有九藏,亦有九野,故立九道脉以应天地阴阳之法也。以**长**为乾,清阳发腠理；以**短**为坤,浊阴归六府；以**虚**为离,心中惊则血衰；以**促**为坎,脉进则死,退则生；以**结**为兑,发在脐傍；以**代**为中土,主上中下三元正气；以**牢**为震,前后有水火相乘之气；以**动**为艮,主血山衰败；以**细**为巽,主秋金有馀。此九道脉以应九宫、九藏之法也。

论 九 道 脉

一长者阳也,指下寻[2]之,三关如持竿之状,举之有余,曰长。过于本位亦曰长。主浑身壮热,夜卧不安。

洁古云：长法乾,此阳明脉,故尺寸俱长,故身热目疼,鼻干不得卧,当汗,阳化气也。

歌　曰

长脉迢迢度三关,指下时来又却还。阳毒在藏三焦热,徐徐发汗始能安。

云歧云：阳毒在藏,何由言发汗？非在五藏之本。阳毒之气在五藏之标。何为五藏之本？肝、心、脾、肺、肾是也。何为五藏之标？皮毛、血脉、肌肉、筋骨,是在此藏也。本以其在五藏之标,故徐徐发汗者,为在标之深远也,急则邪不能出,发之以**升麻汤**。发在阳明标。一法：加羌活、麻黄。中治法以**地骨皮散**,治浑身壮热。

1　大：原作"人",据《济生拔粹》卷四《云歧子脉诀》改。

2　寻：此下二字及其左边相邻两行均有漫漶不清之字,据《济生拔粹》卷四《云歧子脉诀》补。

地骨皮　茯苓各半两　柴胡　黄芩　生地黄　知母各一两　石膏二两

如自汗已，多加知母，咬咀，入生姜煎。此法在五藏之标，是皮毛、血脉、肌肉、筋骨之中，故徐徐发者，汗之缓也。

二短者阴也，指下寻之，不及本位，曰短。主四肢[1]恶寒，腹中冷[2]气，宿食不消。

短法[3]坤，腹中有宿食，当下之。短主阴成形，阴不化谷也。

短脉阴中有伏阳，气壅三焦不得昌。藏中宿食生寒气，大泻通肠必得康。

宿食生寒气，何由通肠？谓阴中伏阳故也，使三焦之气不得通行于上下，故令大泻通肠，使三焦之气宣行于上下，故用巴豆动药也。外药随证，应见使之。此在长短脉交论内细说之。病久**温白圆**，新病**备急丹**。

三虚者阴也，指下寻之不足，举之亦然，曰虚。主少力多惊，心中恍惚，小儿惊风。

虚法离。虚脉者，离火也。中虚之象，心主血也，血虚则脉息难，成惊风，治以**泻青圆**。

恍惚心中多悸惊，三关定息脉难成。血虚藏府生烦热，补益三焦便得宁。

恍惚者，阳主动之貌；脉难成，往来之象；烦热者，血虚也。欲令气血实，故补益三焦命门，以助心[4]神之气也。是以男子藏精，妇人系胞，宜以加减**小柴胡汤**主之。

柴胡去苗　黄芩各一两　地骨皮　人参　知母　半夏制　茯苓各半两　甘草三钱，炙　白芍药八钱

1　四肢：《脉诀刊误》作"体虚"。
2　冷：原误作"生"。《脉诀刊误》作"冷"，且云"作'生气'非"。因改。
3　法：原误作"发"，据《济生拔粹》卷四《云歧子脉诀》改，与本卷体例合。
4　心：原误作"令"，据《济生拔粹》卷四《云歧子脉诀》改。

右㕮咀，每服一两，生姜水煎。久疾虚烦不得眠，**酸枣仁汤**治之。

四促者阳也，指下寻之极数，并居寸口，曰促。渐加即死，渐退即生。

促脉象坎，主中盛满之象。遇坎而退，则是脉八九至，并寸口渐渐退则活，退则阴生，逆之促而散也。一云：促者热数，并居寸口，阳太过、阴不及也。

歌　　曰

促脉前来已出关，常居寸口血成班[1]。忽然渐退人生也，若或加时命在天。

升多而不降，前曲后居，如操带钩，曰死。渐退者，以阳[2]得阴则解；加进之者，独阳脱阴，故知命在天也。

五结者阴也，指下寻之，或来或往，聚而却还，曰结。主四支肢气闷，连痛时来。

结脉象兑，金动而有止，曰结。应腹中之右傍，故曰结聚也。血留而不行，气滞而不散。脾主四肢，结而不通，故闷痛。

歌　　曰

积气生于脾藏傍，大肠疼痛阵难当。只宜稍泻三焦火，莫谩多方立纪纲。

主气是三焦之气，旺于脾藏之傍，脾受湿而反热，传至大肠，故发疼痛。乃大肠金受三焦火邪，故入大肠。若泻三焦火邪则愈，禁暴用寒药急攻，当缓缓下之。

---

1 班：通"斑"。下同不注。
2 阳：原字漫漶，据《济生拔粹》卷四《云歧子脉诀》补。

六代者阴也，指下寻之，动而复起，再再不能自还，曰代。主形容羸瘦，口不能言。

不因病而羸瘦，脉有止，曰代。代，真死脉也。若暴损气血，以至元气不续而止，可治以**人参黄耆汤**。

人参　白茯苓　熟地黄　甘草炙　地骨皮各半两　黄耆　白芍药　桔梗　天门冬　半夏制　当归各一两　陈皮去白，二两

右㕮咀，入生姜十片，水煎一两，去滓，食前服。滋养血气，调和荣卫，和顺三焦，通行血脉。若伤寒代者，**炙甘草汤**。

歌　曰

代脉时时动若浮，再而复起似还无。三元正气随风去，魂魄冥冥何所拘。

浮甚，阳太过；沉甚，阴太过。浮甚，八至、九至，死在外；沉甚，一至、二至，死在内。代脉居中土之象，生三元正气。代者，似有似无，曰代。风邪害于脾，故云"正气随风去"。

七牢者阴也，指下寻之即无，按之却有，曰牢。主骨间疼痛，气居于表。

牢脉象震，其脉不来不往，曰牢。其性紧而急，前后水火相乘之象。水能克火，得相胜则死。

歌　曰

脉入皮肤辨息难，时时气促在胸前。只缘水火相刑克，若待痊除更问天。

牢者木也，前后有水火相乘之象。以牢为阴，助水克火，故云命在天。又云：水火并于胸，寒热发于表，此为牢脉。

八动者阴也，指下寻之似有，举之还无，再再寻之，不离其处，不往不来，曰动。主四体虚劳，崩中血痢。

动脉象艮，山也，不来不往曰动，山止之貌，动而不移也。崩中血痢，治之以**赤石脂禹馀粮汤，赤石脂圆**亦主之。

歌　曰

动脉根源气主阴，三关指下碍沉沉。血山一倒经年月，志士名医只可寻[1]。

以卫为叶，荣为根，血去则根亡，根亡则叶凋。此脉寸有尺无，绝无根。此"尺脉第三同断病"也，宜**内补丹**，出《元戎》方。一云：动主血败不止，面色无光，治之宜养血气**八物汤**。

当归　白芍药　熟地黄　白术各一两　人参　干姜炮　茯苓　桂各半两
右咬咀，每服一两，生姜七片，水煎食前服。

九细者阴也，指下寻之，细细似线，来往极微，曰细。主胫酸髓冷，乏力泄精。

肾无所养，阴不荣于上，阳不荣于下，阴阳不相守，乏力无精。治法：春、夏**地黄圆**，秋、冬**八味圆**主之。

歌　曰

乏力无精胫里酸，形容憔悴发毛干。如逢冬季经霜月，不疗其疴必自瘥。

细脉象巽，风也，为木，风生发。阳气内不润于皮毛，致毛发干，至秋则失时。秋气平，故不疗自愈。此诸阳发于春夏，诸阴发于秋冬，吉也。**普济茴香圆**主之。

1　志士名医只可寻：《脉诀刊误》作"智士名医不可寻"。

卷 之 八

诊杂病生死候歌

洁古云：诊脉多少，得五十动，数少则为促，多则为长。诊四时五行相克相生，有馀不足，身病为时，以脉为令，虚实邪正，具五藏之说。

此法随四时王气诊之，春左关，夏左寸，秋右寸，冬左尺，当随四时诊之。先绝其母，次绝其夫，又绝其妻，又绝其子。本藏一年而止。凡死，皆以鬼王时日为期也。

五十不止身无病
每藏各得本数则安。

数内有止皆知定。四十一止一藏绝，却后四年多没命。
假令肝脉四十一止，肾藏先绝。四年后必死者，为绝母也。

三十一止即三年，二十一止二年应。十五一止一年殂，以下有止看暴病。
三十动一止肺绝，三年后死矣。二十动一止心绝，二年后死矣，暴卒也。

诊 暴 病 歌

两动一止或三四，三动一止六七死。四动一止即八朝，以此推排但依次。
《难经》曰：假令脉结伏者，五藏之所积。浮结者，六府之所聚。结伏、浮结，为五积六聚。脉为病脉，非死脉也。代脉者，死脉也。《伤寒论》促结为表里杂病之说，脉来缓，时一止，复来，名曰结，邪在里；脉来数，时一止，复来，名曰促，邪在表。外无痼疾，内无积聚，又不病伤寒，无表里证，脉有动止，名曰代。代者，真死脉也。

又 歌 曰

健人脉病号行尸
《经》曰：脉病人不病者死。非有不病者也，谓息数不应脉数，此大法也。

病人脉健亦如之

其法有一二生者,何也?病人脉一息四至五至,得合天度而不失常。《经》曰:往来息匀,踝中不歇,虽困无能为患,故曰生。形羸脉盛,得八九至,谷不入胃者死也。

长短瘦肥并如此,细心诊候有依稀。

长者肝也,短者肺也,肥者心也,瘦者肾也。细心诊候,察四时之脉也,以长得短脉,肥得瘦脉,皆为逆也。

诊四时病五行相克脉歌

时脉同论,《金匮真言》曰:得四时者,春胜长夏,风胜湿;长夏胜冬,湿胜寒;夏胜秋,热胜燥;秋胜春,燥胜风;冬胜夏,寒胜热,此谓时胜也。弦胜缓,缓胜沉,沉胜洪,洪胜涩,涩胜弦,此五行相克脉也。

春得秋脉定知死,死在庚申辛酉里。

秋胜春,燥胜风,涩胜弦。木死庚申辛酉者,居家尚病,况行至鬼旺之地?《经》曰:厥阴病,庚日笃,辛日死,馀皆仿此。

夏得冬脉亦如然,还于壬癸为期尔。

通真子云:夏脉属火,冬脉属水,壬癸又属水,水克火,故为逆也。

严冬诊得四季脉,戊己辰戌还是厄。

冬脉属水,四季脾脉属土,戊己辰戌,又属土,土克水也。

秋得夏脉亦同前,为缘丙丁相刑克。

秋脉属金,夏脉属火,丙丁又属火,火克金也。

季月季夏得春脉,克在甲寅应病极。直逢乙卯亦非良,此是五行相鬼贼。

脾属土,土旺在四季;春脉属木,甲寅乙卯又属木,木克土也。

诊四时虚实脉歌

洁古云：实者子能致鬼，虚者母引鬼克己。己既受克，妻亦侮之。

春得冬脉只是虚

左关沉弦是虚。

兼令补肾病自除

虚则补母益源。

若是夏脉缘心实，还应泻子自无虞。夏秋冬脉皆如是，在前为实后为虚。春中若得四季脉，不治多应病自除。

妻来[1]克夫，气和则谐。

论 伤 寒 歌

洁古云：叔和论全古注，又次三辨。《内经》曰：阳有馀则身热而无汗，阴有馀则多汗而身凉，阴阳有馀则无汗而身寒。

《热论》：春夏在阳，秋冬在阴。阳曰汗，阴曰下。阳毒有馀、无阴，尺寸俱浮，皆有力；阴毒有馀、无阳，尺寸俱沉，皆无力。阳曰七，阴曰六，阳数尽而当下，阴数尽而当温。化不可代，时不可违。《经》曰：盛者可代，衰而已。犹是治伤寒，吐补汗下，盛者可代，衰而已。

伤寒热病同看脉，满手透关洪拍拍。出至风门遇太阳，一日之中见脱厄。过关微有慢腾腾，直至伏时重候觅。

假令太阳证欲解时，从巳至未，当汗，"重候觅"者，复至来日午时，再等汗出。本经《心藏歌》云："反时忧不解。"此四句能正上两句。

1　妻来：此前《纂图方论脉诀集成》引有"若春得季土脉者"一句。

掌内迢迢散漫行，干瘥疼[1]疔多不的。大凡当日问途程，迟数洪微更消息。

伤寒证有战而汗者，有不战不汗而愈者，是干差疼疔多不的。

又　歌　曰

热病须得脉浮洪，细小徒费用神功。

是阳病得阴脉。《经》曰：病若谵言妄语，身常有热，脉当洪大，而手足反逆，脉沉细者死也。

汗后脉静当便瘥，喘热脉乱命应终。

邪气胜，正气虚，不为汗衰而脉躁疾者，死也。

阳　毒　候　歌

阳毒健乱四支烦，面赤生花作点班。狂言妄语如神鬼，下利频多候不安。汗出遍身应大瘥，鱼口开张命欲翻。有药不辜但与服，能过七日渐须安。

五实为阳。阳毒者，为邪气实。然脉盛者心也，皮热者肺也，腹胀者脾也，前后不通者肾也，瞀闷者肝也，五实从火数，故七也。

阴　毒　候　歌

阴毒伤寒身体重，背强眼痛不堪任。小腹痛急口青黑，毒气冲心转不禁。四支厥冷唯思吐，咽喉不利脉细沉[2]。若能速灸脐轮下，六日看过见喜深。

五虚为阴毒。虚者，正气不足。然脉细者火也，皮寒者肺也，气少者肝也，泄痢前后者肾也，食饮不入者脾也，五虚从水数六，灸阴交穴。

1　疼：《纂图方论脉诀集成》《脉诀刊误》均同。《中华字海》："疼，同颒。见《广韵》。"然在此句义不明。

2　细沉：原字漫漶，据《脉诀刊误》补。

诊诸杂病[1] 生死脉候歌

洁古云：杂病论：久病脉浮，终为客病；脉沉，终为主病。先明客病，后明主病，形证与脉合而易治，不合为难治。假令腹胀，脉浮大者生，沉细者死。

腹胀浮大是出厄

邪在表，当发汗。《经》曰：开鬼门。

虚小命殂须努力

邪在内侵，正气减少，当于膀胱留积。洁净府，利小便者也。

下痢微小却为生

《经》曰：病若腹大而泄者，脉当微细而涩。仲景云：下痢脉小，为欲解也。

脉大浮洪无瘥日

《经》曰：若大腹而泄，脉紧大滑者死。伤寒太阳少阳合病，自下痢者，**黄芩汤**。故脉小者愈，脉大难治也。

恍惚之病定颠狂，其脉实牢保安吉。寸关尺部沉细时，如此未闻人救得。

《经》曰：病若谵言妄语，身当有热，脉当洪大，反手足厥冷，脉沉细而微者死。

消渴脉数大者活，虚小病深厄难脱。

《经》曰：病若开目而渴，心下坚者，脉当洪紧而实数，反沉濡而微者死。

水气浮大得延生，沉细应当是死别。

在表则易，在里则难。《经》曰：邪风暴至，疾如风雨，故善治者治皮毛，其次治肌肉，其次治筋脉，其次治六府，其次治五藏。治五藏者，半死半生也。故府者脉浮，藏者脉沉。《经》曰：府病易治，藏病难治。

1　病：原脱，据《脉诀刊误》补。

霍乱之候脉微迟，气少不语大难医。

霍乱者，阴阳交系，气少脉微者，阴阳无力，故知难治。

三部浮洪必救得，古今课定更无疑。

阴阳交，交有力，上下俱出，力败得平，霍乱自愈。

仲景曰：霍乱，渴则**五苓散**，虚痞者**理中圆**，《局方》**香薷汤**、**厚朴汤**，孙真人**生姜橘皮半夏汤**，随证用之。

鼻衄吐血沉细宜，忽然浮大即倾危。

血出与汗出同，脉浮者用同，汗后脉静者生，脉躁者死。鼽[1]衄者，《内经》曰：鼻渊浊涕，不是鼻中清水出也。衄血者瞑目，衄血者，血汗是已；瞑目者，汗后合眼是也。《经》曰：病若吐血后，鼽衄血者，脉当沉细，反浮大而牢者死。

病人脉健不用治

《诸病源》曰：脉合五至，是有胃气，不治自愈。

健人脉病号行尸

不因伤寒杂病，脉中有动止，名曰代脉。

心腹痛脉沉细瘥

足少阴肾本证，又得本脉，治之于涌泉也。

浮大弦长命必殂

脉病不相应。

头痛短涩应须死

《内经》曰：寸口脉短涩者死。头为六阳之会，脉当浮，今见短涩者死。《经》曰：三阴三阳，受风寒伏留而不去者，真头痛也。

---

1 鼽（qiú）：或注为鼻中清水出。《素问·金匮真言》："春不鼽衄。"王冰注："鼽，谓鼻中水出。"然本书反对此说，云是鼻渊浊涕。

浮滑风痰皆易除

人头痛有痰，脉得浮滑，皆吉，是阴病得阳脉。

中风口噤迟浮吉，急实大数三[1]魂孤。

中风脉得迟浮者吉。《经》曰：厌厌聂聂，如循榆叶，曰平。"急实大数主魂孤"者，脉得急而劲益强，如张新弓弦曰死。

鱼口气粗难得瘥，面赤如妆不久居。

鱼口气粗者，是"喘热脉乱命应终"。"面赤如妆不久居"者，是日暮满覆，有王而衰，天有明而必暗，精神外泄，其死明矣。

中风发直口吐沫，喷药闷乱起复苏。咽喉拽锯水鸡响，摇头上窜气长嘘。

中风发直者，是肺主皮毛，发直者死。水鸡响者，肺主声，其声不清，化尽则神去。上窜是上喘也。

病人头面青黑暗，汗透毛端恰似珠。

《经》曰：六阳俱绝者，乃阴阳相离，腠理泄绝，汗乃出，大如贯珠，转出不流，即是气先绝也。

眼小目瞪不须治，喘[2]汗如油不可苏。

六阳不运用，气不苏通。

内实腹胀痛满盈，心下牢强干呕频。手足烦热脉细数[3]，大小便涩死多真。

《经》曰：必问大小便，小便利而气和，大便利而血和，大小便不利乃气

1　三：他本亦同，底本中有竖道，乃人工后添。此下注文引作"主"，亦通，然《纂图方论脉诀集成》引作"三"。

2　喘：原作"诈"，《纂图方论脉诀集成》同，然于义不通。据《脉诀刊误》改。

3　细数：《脉诀刊误》作"沉细"。

血涩也,故云"死多真"。

外实内热吐相连,下清注谷转难安。忽然诊得脉洪大,莫费神功定不瘥。

外实内热,是内外皆阳。服凉药不瘥者难治,为其无水也。

内外俱虚身冷寒,汗出如珠微呕烦。忽然手足脉厥逆,体不安宁必死拚[1]。

《经》曰:内外皆阴,服热药不愈。《经》曰:寒之不寒,责水之少;热之不热,责心之虚,为无火也。

上气喘急候何宁,手足温暖浮[2]滑生。反得寒涩脉厥逆,必知归死命须倾。

上气喘急,脉当浮而滑,今反手足厥冷,脉涩,是阳病得阴脉者死。

咳而尿血羸瘦形,其疾脉大命难任。唾血之脉沉弱吉,忽若实大死来侵。

衄血、吐血、尿血,诸见血证,脉大者凶,脉小者吉。脉大属火克于金,故言凶;脉小属水能为助,故生也。

上气浮肿肩息频,浮滑之脉即相成。

上气浮肿本在表,用**葛根升麻汤、解肌汤**。

葛根　黄芩[3]各一两　麻黄去节,半两　赤芍药四钱

右㕮咀一两,生姜七片,水二盏,煎至一盏,去滓热服,食前。若汗出浮肿,是邪从汗出。《经》曰:浮者阳也,当发散而解之。若不愈,诸消肿药治之。肩息频者,喘也。脉浮而滑,亦在于表,宜**麻黄汤**发表也。

1　拚(pīn):舍弃,不顾惜。也作"拌"。《广韵·桓韵》:"拌,弃也,俗作拚。"
2　浮:原作"净",据《脉诀刊误》《纂图方论脉诀集成》改。
3　芩:原误作"苓",据《纂图方论脉诀集成》改。

忽然微细应难救，神功用尽也无生。

表证见里脉，谓之两感。两感者必死，是阳证见阴脉者也。

中恶腹胀紧细生，若得浮大命逡巡。

里病见表，亦为两感。岐伯曰：表里俱病，必不免于死亡矣。

金疮血盛虚细活，急疾大数必危身。

金疮乃肺金也，虚细则不受火邪。若急疾大数，是受火也。金受火邪，是畏火而亡。仲景曰：数脉不时而即[1]生恶疮也。

凡脉尺寸紧数形，又似钗直吐转增。

钗直如转索，肝气盛，吐转增，脾气衰也。

此患蛊毒急须救，速求神药命难停。

木盛脾绝即死。

中毒洪大脉应生，细微之脉必危倾。

中毒洪大脉应生者，是在外而不内；细微必危者，是在内而不出也。

吐血但出不能止，命应难返没痊平。

心肺俱死，毒由是出，血不止。

大凡最要生死门，太冲脉在即为凭。若动应神魂魄在，止便干休命不停。

太冲者，是胃脉也。四时皆以胃为本。太溪主肾为根。若动应神魂魄，在应五至为平。止者，脉止也。

1　而即：《纂图方论脉诀集成》引作"则"。

卷 之 九

察色观病人生死候歌

《经》曰：望而知之谓之神，见五色以知其病也。色泽神和，色不泽则神不和，藏败神去。《内经》曰：藏者，神之舍；色者，神之旗。五藏一有不和，旗色不内包，声听内切，亦在其中。色合五音，音合五证，证合五脉，谓之候。所以四法神用为先，谓通变化，无所不至。三毛上智，英雄无不至。论曰：色夭不泽，兼所不胜者死，色泽兼所生者吉。目皆黄而愈者，太阳复表。论曰：黑痹青痛、白寒、赤黄为热。色不应病，同所不胜者死。

欲愈之病目眦[1]黄，眼胞忽陷定知亡。

欲愈之病，一日太阳，二日阳明，三日少阳，四日太阴，五日少阴，六日厥阴，七日复得太阳。脉得微缓微浮，胃气将行，目内皆黄。或云知脾土王顺，金不受克，否极泰来，水升火降，寒热作而大汗解矣。眼陷亡者，太阳不会于目，故无明也。

耳目口鼻黑色起，入口十死七难当。

黑色者水也，入口者舌黑。舌属心，火之候。黑色者，水胜火则死矣。

面黄目青酒乱频，邪气在胃衮[2]其身。

《内经》曰：有病身热解堕，汗出如浴，恶风少气，此为何病？岐伯曰：酒病中风。仲景曰：酒家不喜甘，不可服桂枝。为是内伤，不吃食，为之不喜甘，酒使令也。

面黑目白命门败，困极八日死来亲。

黑，水也；白，金也；命门，火也。既见黑白金水行，火败困极者，火数七，金水一，八日死矣。

面色忽然望之青，进之如黑卒难当。

青黑之色为肝，肾色先青后黑，是回则不转，神去则死也，见本经。

1　眦：原作“皆”，乃异体“眥”之形误，据《通真子补注王叔和脉诀》诸本改。
2　衮：《通真子补注王叔和脉诀》诸本同。然《王叔和脉诀》作“丧”，义长。

面赤目白忧息气，待过十日定存亡。

面赤是火，目白是金。忧息气，火刑金而必喘。金数九，馀一日，故十日定存亡，两候之变矣。

面赤目青众恶阳，荣卫不通立须亡。

《经》曰：三阴三阳、五藏六府皆受病，荣卫不通则死。面赤火，目青木，故风热行而道涩，故知荣卫不通则死。

黄黑白色起入目，更兼口鼻有灾殃。

黄黑白三色，谓之收色，因在目或口鼻见之，则凶矣。

面青目黄中时死，馀候须着两日强。

青黄者，木土相克刑者死。

面无精光如土色，不能食时四日亡。

如土色不泽，知无胃气。木数三，馀一日，故死于木也。

目无精光齿龂黑，面白目黑亦灾殃。

目无精光者神去，齿龂黑者志亡。白如白土，黑似炭煤，皆色不泽，故知死也。

口如鱼口不能闭，气出不返命飞扬。

火胜迫于肺，大喘而死，肺败也。

肩息直视及唇焦，面肿苍黑也难逃。

肩息者，气出而肩动。直视，观不转睛，为六阳不会于目也。唇焦者，土败，肉脂而唇揭焦。面者，颜也。颜乃心之候；黑者肾之色，水来乘火则荣卫不行，郁而面肿苍黑也。

妄语错乱及不语，尸臭元知寿不高。

妄语错乱、不语，知神亡则失守。《内经》曰：神亡、尸臭，无水则肾绝，尸臭是根绝也。

人中尽满兼唇青，三日须知命必倾。

人中，脾也。青者，肝之色。木数三，知死于肝也。

两颊颧赤人病久，口张气直命难停。

颧，颊也。人疾久，面赤有美色，乃精神泄于外；口张气直者，人病久，扶起而喘，曰无根而死。卧而喘，起而静，则安也。

足趺趾肿膝如斗，十日须知难保守。

足趺属足阳明经，所行处肿满。《内经》曰：诸湿肿满，皆属于土。十日者，土之成数也。趺肿者，是胃气将绝也。

项筋舒展定知殂，掌内无文也不久。

筋舒者督脉绝，掌无文者心包绝也。

唇青体冷及遗尿，背面饮食四日期。

唇者脾之候，青者肝之色。体冷遗尿者，水泉不止、膀胱不藏，失守者亡。"背面饮食四日期"者，此乃除中，胃气绝也。本经[1]曰："涩则非多食。"四日者，木数三，馀一日，死也。

手足爪甲皆青黑，能过八日定难医。

爪者肝之候，青者肝之色，八日者木之成数，此乃肝之太过，死也。

脊痛腰重反覆难，此是骨绝五日看。

脊属土，腰者肾之候，土胜于水也。五日者，土之生数，克于水也。

---

1 本经：指《王叔和脉诀》原书。"涩则非多食"一句见卷四"脾藏歌"。

体重溺赤时不止，肉绝六日便高拚。

体重溺赤，谓之血淋；肉绝也，便赤，肿按不起，乃是气绝也。

手足甲青呼骂多，筋绝九日定难过。

肺主声，入肝为呼；甲青者，木败金贼。九日，金之成数也。

发直如麻半日夭，寻衣语死十知么。

发直者，气死；甲青者，血亡。金水交，交者死也。寻衣者，手太阴气绝也。

论五藏察色候歌

洁古云：叔和言五藏死绝以日数，有得母气不足而死者，有得子气实太过而死者，有得夫气克杀而死者，有自己太过不及而死者。启玄子云：不可拘以日数，故临证消息。《经》曰：木病，庚日笃、辛日死。此五藏各见其色，不常不泽而死矣。

肝 藏 歌

面肿苍黑舌卷青，四肢力乏眼如盲。泣出不止是肝绝，八日应当命必倾。

通真子云：《经》曰：足厥阴气绝，即筋缩引卵与舌卷。厥阴者，肝也，肝者筋之合也。筋者聚于阴器而络于舌本，故脉不营即筋缩急，筋缩急即引卵与舌，故舌卷卵缩。此筋先死。庚日笃、辛日死，言庚辛金也，肝木也，金克木故也。此云八日，以从甲至庚为八日也。叔和此言似胶柱矣，盍云"庚日应当命必倾"，义即通矣。肝其候目，故泣出不止，为肝绝也。

心 藏 歌

面黧肩息直视看，又兼掌肿没文班[1]。狂言乱语心闷热，一日之内到冥间。

《经》曰：手少阴气绝则脉不通，脉不通则血不流，血不流则色泽去，故

---

1 文班：即"纹斑"。

面黑黧，此血先死。壬日笃、癸日死，此心绝，则面色如黧，手少阴心之候，故掌肿无文，亦心绝也。黧，黄黑色也。

脾藏歌

脐跌肿满面浮黄，泄利不觉污衣裳。肌肉粗涩兼唇反，一十二日内灾殃。

《经》曰：足太阴气绝，则脉不营其口唇也。口唇者，肌肉之本也。脉不营，则肌肉不滑泽。肌肉不滑泽则肉满，肉满则唇反，唇反则肉先死。甲日笃、乙日死。

肺藏歌

口鼻气出不复回，唇反无文黑似煤。皮毛焦干爪枯折，途程三日定知灾。

《经》曰：手太阴气绝，即皮毛焦。太阴者，肺脉也，行气温于皮毛。皮枯毛折者，毛先死也。丙日笃，丁日死，火克金也。

肾藏歌

面黑齿痛目如盲，自汗如水腰折频。皮肉濡结发无泽，四日应当命不存。

《经》曰：足少阴气绝即骨枯。少阴者，冬脉也，伏行而温于骨髓。故骨髓不温，即肉不着骨。骨肉不相亲，故齿长而枯，发无润泽。无润泽者骨先死。戊日笃，己日死。此谓足少阴肾脉也。肾主肉，营骨髓，故云伏行而温于骨髓也。肾气绝，即不能营于骨髓，故肉濡而却，谓齿龈之肉挛缩而齿渐长而枯燥也。肾为津液之主，今无津液，故发不润。戊笃己死者，土克水也。此言四日者，亦从甲数至戊也。

卷 之 十

诊妇人有妊歌

肝为血兮肺为气，血为荣兮气为卫。阴阳配偶不参差，两藏通和皆类例。

心荣肺卫，今本经云"肝荣肺卫"者何？盖春木发生，秋金收成。又乙庚相合，妻来乘夫。春肝王、肺衰，夫弱妻强，故为有子。有病为贼邪，有孕为纵横。肝主春而产万物。肝为血，谓根成苗化。又曰：厥阴肝木主位，皆生五虫，毛羽鳞介倮，故以立肝。肝，生化之根。《素问》曰：金木者，生杀之本始。木多而生，金多而杀，有引于下者。《素问》云：手少阴脉动甚者，妊子也。故春夏生，秋冬杀也。

血衰气王定无娠，血王气衰应有体。

气王秋冬，血王春夏，何以名之？《素问》云：寒伤形，热伤气也。

尺微关滑尺带数，流利往来并雀啄。小儿之脉已见形，数月怀躭[1]犹未觉。

尺微、关滑、尺数者，言荣气之盛也。怀躭，俗呼恶食。

《经》曰：精化为气，气伤于味。女子重身，百日恶味也。

左疾为男右为女，流利相通速来去。两手关脉大相应，已形亦在前通语。左手带纵两个男，右手带横一双女。左手脉逆主三男，右手脉顺还三女。寸关尺部皆相应，一男一女分形证。有时子死母身存，或即母亡存子命。往来三部通流利，滑数相参皆替替。阳实阴虚脉得明，遍满胸堂皆逆气。左手太阳浮大男，右手太阴沉细女。诸阳为男诸阴女，指下分明长记取。三部沉正等无疑，尺内不止真胎妇。

左疾为男，春夏应三阳为男；右疾为女，秋冬应三阴为女。两手关脉大相应，已形亦在前通语。左手纵逆皆曰男，右手横顺皆曰女。假令左手寸口见

---

1 躭(dān)：《脉诀刊误》作"胎"。"躭"为方言，怀孕也。清•范寅《越谚•謄语》："躭身：身，妊也。《素问》作重身。"

肾脉为纵，见肝脉为逆。假令右手见肝脉为横，见脾脉为顺。纵逆多而男多，横顺多而女多。

母乘子兮纵气露，妻来乘夫横气助。子乘母兮逆气参，夫乘妻兮顺气护。
男女纵横逆顺，皆在前说也。

小儿日足胎成聚，身热脉乱无所苦。汗出不食吐逆时，精神结恚其中住。滑疾不散胎三月，但疾不散五月母。弦紧牢强滑者安，沉细而微归泉路。
此言五月以后，弦紧牢强滑者安。肝木主生，沉细而微者死。肺金主杀，正前"肝为血兮肺为气"也。

妊娠杂病生死歌

血下如同月水来，漏极胞干主杀胎。
血能养胎，血在胎存，血亡胎死。荣者养也，血者荣也。

亦损妊母须忧虑，争遣神丹救得回。
子在久服不损母，药随胎救母，十不得一二而生，由是古人深虑妊妇血漏损娠也。

心腹急痛面目青，冷汗气绝命必倾。血下不止胎冲上，四肢冷闷定伤身。堕胎倒仆或举重，致胎死在腹中居。已损未出血不止，冲心闷痛母魂孤。
胎冲上而心痛，血下不止者，由言十死无一生。

产难生死歌

欲产之妇脉离经，沉细而滑也同名。
一呼三至曰离经，一呼一至曰离经者，产也。

夜半觉痛应分诞，来日日午定知生。

假令日午离经，夜半生；夜半离经，日午生。用痛同[1]。

身重体热寒又频，舌下之脉黑复青。反舌上冷子当死，腹中须遣母归冥。面赤舌青细寻看，母活子死定应难。唇口俱青沫又出，子母俱死总高拚。面青舌青沫出频，母死子活定知真。不信若能看应验，寻之贤哲不虚陈。新产之脉缓滑吉，实大弦急死来亲。若得沉重小者吉，忽若坚牢命不停。寸口涩疾不调死，沉细附骨不绝生。审看此候分明记，长须念取向心经。

已上叔和决妇人死生之要也。

怀妊伤寒歌

伤寒头痛连百节，气急冲心溺如血。上[2]生班点赤黑时，壮热不止致胎灭。呕吐不止心烦热。腰背俱强脑痛裂，六七日来热腹中，小便不通大便结。

怀娠妇人伤寒病者，须问大小便。如利者，知不损胎，**黄龙汤**主之。

又　歌　曰

产后因得热病临，脉细四支暖者生，脉大忽然肢逆冷，须知其死莫留停。

有妊妇人血热而伤胎，此为产前血凉而伤胎，亦为产前也。产后二法，因天行而产后用**小柴胡**，不因天行产后**四物汤**主之。

小儿生死候歌

小儿一岁之中，变蒸未定，五行未分，所以能生。能生曰混沌。老子曰：

1　用痛同：义不明。《纂图方论脉诀集成》所引无此三字。

2　上：原误作"止"，据《通真子补注王叔和脉诀》改。

抱一能无离乎？专气致柔，能如婴儿乎？涤除玄览，能无疵乎？未识父母，谓之朴识。父母谓之疵。疵者，君病也。君病者，心病也。由分彼我，疾病生焉。按《乾凿度》[1]云：天形出于乾，有太易、太初、太始、太素。夫太易者未见气也，太初者气之始也，太始者形之始也，太素者质之始也。形气已具，而痾痾者、瘵瘵者，病由是萌生焉。黄帝问此太素，质之始也。人生从乎太易，病从乎太素，叔和以言小儿病耳。

小儿乳后辄呕逆，更兼脉乱无忧虑。
无心胃满，变蒸未定，五行未分，脉乱不足言病也。

弦急之时被气缠
一气初分，已识彼我；五行乍分，故弦急。被气缠者，心中有物，悲啼喜笑，故生病也。

脉缓即是不消乳
小儿脉六至七至曰平，四至五至曰迟，九至十至曰数。乳不消者，母乳中有客风，或有疳乳，食之脉缓。病者吐则乳不消，大便则乳瓣不化，是从风疳而得之。用钱氏**消积圆**主之。

紧数细快亦少苦
此与八至九至，其脉滑利。少苦者，表也。

虚濡惊风邪气助
轻者，可**大青膏**发散之。

痢下宣肠急痛时
下痢者，邪去气少，却腹痛者，脉病相反也。

---

1 《乾凿度》：书名。即《周易乾凿度》，汉·郑玄注。

浮大之脉归泉路

《经》曰：病若腹大而泄者，当细微而涩，反紧大而牢者，死也。

小儿外证一十五候歌

眼上赤脉，下贯瞳人。

此为太阳逆行诸阳，起于目锐眦，上行则顺，下行则逆。

囟门肿起，兼及作坑。

《内经》曰：高者上巅，盛夏冰雪。头凉则顺，热盛则死。囟门肿及作坑者，热胜则肿，热极则陷髓下脑者，髓海极热，髓散故也。

鼻干黑燥，肚大筋青。

鼻干者，金气正形也；黑燥者，火刑金也；肚大者，土之候；筋青者，肝之候，故见木刑于土也。

目多直视，睹不转睛。

目多直视者，六阳不运于目也；睹不转睛者，阳绝从阴也，又为不通也。《经》曰：回则不转是也。

指甲黑色，忽作鸦声。

指甲者，肝之外候；黑色者，水之候；鸦声者，去声。去者，声散绝也。《内经》曰：嘶败者，肺绝也。

虚舌出口

舌者心之候，心藏神，神藏舌，舌出口，神不藏也。钱氏曰：大病后弄舌者，凶也。

啮齿咬人

齿者，肾之候；啮齿咬人者，水所妄动，志不安也。

鱼口气急

唇为飞门,取动之意。鱼口张而不合,气急者,不能取动于物,故知脾绝也。

啼不作声

此为肾绝,不能荣养于肺也。

蛔虫既出,必是死形。

蛔虫出者,胃不容物也,胃绝故见虫出也。

用药速急,十无一生。

脱有生者,证不专也。

书《王叔和脉诀》后

晋王叔和著《脉经》及《脉诀》，余尝疑《脉诀》实非叔和作，后人伪书也。何以知之？《脉诀》皆歌也，西晋时焉有歌诀乎[1]？可疑一也。《脉诀》比诸《脉经》，则文辞卑陋。其论脉亦有黑白表里之差，可疑二也。考《脉诀》，宋安男高阳生所伪作也，呜呼！悲哉！世之愚医，漫知贵叔和之名，不察后人妄作，往往本于《脉诀》，其误人岂鲜哉！何乏世文学君子也。余幼而好学，于兹十年，稍稍知今文古文之别，于是乎有所见。故聊书卷后，解众人之惑云。

天保三年重阳后二日读于奚暇斋灯下丹波元坚[2]

---

1 底本不清，疑作"诀乎"，供读者参考。
2 此句原在书之卷尾。"书王叔和脉诀后"另用附纸书写。

校 后 记

本书为金·张元素注、金·张璧述《洁古老人注王叔和脉诀》的简体校点本。以下简述原书的作者与内容、底本与流传，以及本次校点中某些问题的处理意见。

一、作者与内容特点

书名中的"洁古老人"即金代名医张元素，字洁古，易州（今河北易县）人。张氏生活于 12 世纪，《金史》有传。传中提及其名言"运气不齐，古今异轨。古方新病，不相能也"。此言促进了金元医学的创新研究。该书另一责任人张璧（号云歧子）乃洁古老人之子，亦有医名。元代名医李杲（东垣）、王好古（海藏）、罗天益（谦甫）等均为张元素的弟子或再传弟子，世称此为易水学派。

张元素名气虽大，所撰医书存世者却少，其中综合性医书《医学启源》仅三卷，且其卷下《用药备旨》与张氏本草书《洁古珍珠囊》内容多同。此外，张元素有诸多脉论，散见于元·戴同父《脉诀刊误》、朝鲜·许浚《纂图方论脉诀集成》等书，然不明其原出何书。

本校点底本《新编洁古老人注王叔和脉诀》十卷，乃日本宫内厅书陵部藏元至元壬午（1282）序刊本。核其内容，并考书目所载，可知此书乃张元素父子之真作全帙（以下简称《洁古注脉诀》），亦即戴同父、许浚等所引洁古脉论原著。其中卷五至卷七又被元·杜思敬《济生拔粹》节取，冠名《云歧子七表八里九道脉诀论并治法》（或简称《云歧子脉诀》）传世。故此张氏父子合著之书对研究易水学派的医学见解具有重要意义。

该书无张氏父子之序，不明其撰书宗旨与具体时间。其成书年代当以张璧之注为准。该书引用"元戎"，当为元·王好古《医垒元戎》（约成书于 1231 ~ 1237 年）。又该书至元壬午（1282）吴骏声序提到："余友虞兄成夫，近得斯本，乃江南前所未有者。"可见此书乃从北方传来。据此，《洁古注脉诀》的成书年当在 13 世纪初期，约为 1237 年之后若干年。

该书所称"王叔和脉诀"，与晋·王叔和《脉经》并非同书。据考《脉诀》为南朝高阳生托名之作，宋元间被作为王叔和真作备受推崇，且多有名家为之注说。张氏父子所注即其注本之一。该本前四卷为诊脉入式（总论）、五脏及左右手三部脉歌注解。卷五至卷七为七表八里九道脉注解。卷八为诊杂病生死候、论暴病、五行相克脉、四时虚实脉、伤寒、阳毒、阴毒。卷九为望诊及五脏外现诸症。卷十为妇人、小儿脉诊。全书按《王叔和脉诀》原文顺序逐次加注,冠"洁古云"者为张元素注,冠"云歧子云"者为张璧注。

此书看似注解脉书,实则以"随脉辨证,随证注药"为特点,将脉、证、方药综而论之,凭脉辨证,据证议药,兼述病机预后,并非汲汲于讨论脉状脉象。明代何柬将该书简称《张洁古药注脉诀》,正反映了该书注说的特色。《金史·张元素传》载张元素为刘完素治病,讲究据脉用药,正与该书随脉辨证用药相合。

二、底本流传及校本选定

今存《洁古老人注王叔和脉诀》元代至元壬午序刊本乃存世孤本,故此为理所当然的校点底本。该本二册。版框约高 19.8 厘米,宽 13.4 厘米。每半叶十二行,行二十一字。白口,上下黑鱼尾,左右双边。书前有至元壬午(1282)吴骏声序,另有苍嵩山人识语,未署年代。书末有手书"天保三年重阳后二日读于奚暇斋灯下。丹波元坚"。日本天保三年即公元 1832 年,另有附纸,手书《书王叔和脉诀后》一篇,据文义,当为丹波元坚撰。此十卷本曾见明·朱睦楔《万卷堂书目》、清·黄虞稷《千顷堂书目》等书目著录,清代后期书目未再见踪迹,故清代中国此书或已亡佚。

除此以外,学界未再发现有此书的任何翻刻本,故本书校点亦无对校本可用,只能通过此书的数据源与底本流传来确定他校本。

该书所引《王叔和脉诀》当来源于现知最早的宋·刘元宾《通真子补注王叔和脉诀》(成书于 1076 年前)[1],理由是该书引用了"通真子"之说。刘元宝之书今存明成化五年(1469)刊本,此可用作该书《脉诀》正文的他校本之一。

现知最早节取《洁古注脉诀》之书为元·杜思敬《济生拔粹》(该书辑成于 1315 年,今存上海涵芬楼影印元刊本),该书卷四《云歧子七表八里九道脉诀论并治法》可用于校勘《洁古注脉诀》卷五至卷七。另元·戴同父《脉诀刊误》(约 1333 年前成书),朝鲜·许浚《纂图方论脉诀集成》(1581)均引用了《洁古注脉诀》(多引作"洁古曰"),故亦可作《洁古注脉诀》的他校本之一。此外,

---

1 原题晋·王叔和撰,宋·刘元宾补注,郑金生点校:《通真子补注王叔和脉诀》,见《海外回归中医善本古籍丛书》第一册。

明《普济方》等书也曾引用过《洁古注脉诀》，但其引文有欠严谨，故本书不用作他校本。

三、校点中所遇问题与处理方法

底本为元刻本，行紧字密，书写刻版皆精，出处及方名常用黑底白字显示，十分醒目。为保留元版标记清晰的特点，本校点本的注家名及重要引文出处采用楷体红色，将方名用宋体加粗表示，不与出处相混。底本部分方名反色标记不规范，或遗漏，或部分遗漏，对此，今按原书体例统一改正，不予繁注。

该书为古脉诀注解，为区分原诀与注文，原书将《脉诀》文字顶格，注文均低一格。本校点本则将原诀文字加粗，以期诀、注分明，不易混淆。

元刻本的特点之一是简体字（古代或称"俗写"）增多，如本书药物"薑"常凭谐音简刻作简体"姜"。在本简体校点本来说，此类字无须改动。但"鼠黏子"刻作"黍粘子"，"马兜铃"刻作"马兜苓"等，这不属于现代的简体，且违药物命名原意，故按正规药名简体予以改正。

元代受北宋末医学教育与学风影响，运气学说盛行，故洁古父子亦好用运气学说解释脉理，文中多八卦、干支等词汇，时或长篇大论，令现代读者难以抓住其要领。故本次校点，对原书少数长篇论说，校者常据文义，略分段落，以便阅读。

张元素父子乃医家，非儒士撰书，故引书标记不很严谨规范。某些文献出处仅用简称，甚或仅标一"经"字。此类引文甚多，然本书重在校点，故除有疑义之处外，其余并不逐一追溯原文出处。

校点者

2022 年 9 月 30 日